U0364505

妈妈的手：
宝宝
最好的医生

著：〔日〕高桥绿里

译：刘 伟

妈妈的手是魔法之手

简单的护理 让孩子充满活力

不用请假哦！！

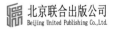 北京联合出版公司
Beijing United Publishing Co.,Ltd.

图书在版编目（CIP）数据

妈妈的手 ：宝宝最好的医生 ／（日）高桥绿里著 ；
刘伟译 . -- 北京 ：北京联合出版公司，2018.4
（启发精选家庭保健系列）
ISBN 978-7-5596-2033-0

Ⅰ . ①妈… Ⅱ . ①高… ②刘… Ⅲ . ①中医儿科学
Ⅳ . ①R272

中国版本图书馆CIP数据核字(2018)第082935号

著作权合同登记 图字：01-2018-2910

KOSODATE WO RAKUNISURU MAHOU NO TSUBO

By Midori Takahashi
Copyright © Midori Takahashi 2014
All Rights Reserved.
Original Japanese edition published by NITTO SHOIN HONSHA CO., LTD.
Simplified Chinese translation copyright ©2018 by Beijing Cheerful Century Co., Ltd.
This Simplified Chinese edition published by arrangement with NITTO SHOIN HONSHA
CO., LTD. Tokyo,through HonnoKizuna,Inc.,Tokyo,and Bardon Chinese Media Agency

妈妈的手：宝宝最好的医生
（启发精选家庭保健系列）

著：〔日〕高桥绿里
译：刘 伟
选题策划：北京启发世纪图书有限责任公司
        台湾麦克股份有限公司
责任编辑：管 文 特约编辑：郭 漫 周凤霞 乔 宇 特约美编：陈亚南 刘邵玲
中文版审订：刘昌艺

北京联合出版公司出版
（北京市西城区德外大街83号楼9层 100088）
北京盛通印刷股份有限公司印刷 新华书店经销
字数83千字 880毫米×1230毫米 1/32 印张4
2018年4月第1版 2018年4月第1次印刷
ISBN 978-7-5596-2033-0
定价：22.00元

前　言

在现代社会中
育儿也需要自古传承的智慧

　　小时候，我刚刚学会骑自行车，就骑车出去了。结果，在陡坡上刹车突然失灵（因为是朋友给的旧自行车），我连人带车一起撞到别人家的墙上，被"嘭"地弹了出去。

　　妈妈大惊失色，飞奔过来，一边轻轻抚摸着我擦伤的膝盖，一边像念咒语一样嘴里念叨着"痛痛，痛痛，快飞走……"神奇的是，我的眼泪和疼痛还真的不知什么时候就不见踪影了。这种儿时的记忆现在还是那么真切。

　　如果在对孩子的关爱中加上一点本书介绍的"中医的智慧"，就可以获得轻松育儿的"魔法"了。

　　衷心希望本书可以为您每天的育儿生活带来帮助。

高桥绿里

目录

本书的使用方法

从宝宝到大人，全家一起用中医方法保持身体健康

本书适用于已经开始添加辅食的约1岁半的宝宝到成人。由于孩子在身体上的反应要比大人强烈，请柔和地、循序渐进地开始尝试。另外，对于本书中的推荐菜单，请选择适合自己年龄阶段的进行尝试。

请您每天都坚持，也请您在身体感到不适时参考

身体的状态每天都会发生变化。只要坚持第一章介绍的检查舌头的状态和体质、第二章介绍的中医护理，就可保持身心状态的平衡。因身体的不适而烦恼时，请参考第三、第四章介绍的相关内容。

找不到穴位的正确位置时，请在穴位所在区域内护理

忙碌时和找不到孩子穴位的准确位置时，就在穴位所在的区域范围内进行护理吧。即使不知道穴位的准确位置，抚摸、揉搓这个范围也会奏效。

帮助努力育儿的妈妈也保持健康

妈妈跟宝宝一起保持健康是非常重要的，因为妈妈无精打采，宝宝也会没有精神。我们建议您和宝宝互相进行护理。确定成人穴位的位置时，请使用大人的手指。第五章对应的是产后恢复和育儿烦恼等问题。

 1~3岁宝宝的穴位和穴位所在区域的抚触方法

按压穴位

每个穴位轻轻按压3~5次。

护理穴位所在区域

揉搓1分钟左右，直至发热。

宝宝在2岁之前，发际线稍上处有一处软软的部位——囟门。请注意绝对不要碰到这里。另外，脊柱中有神经通过，请注意不要大力按压。

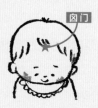
囟门

 本书内容以改善体质为目的

本书并非专业医学书籍。请仔细观察宝宝的状态，如果担心的话，一定要及时请医生进行诊治。另外，中医护理也有可能使身体出现不适，所以请逐步尝试，感到不适时请马上中止。如果因使用本书而产生任何损伤或危险情况，作者、编者及出版社等均不负任何责任。

通过观察

清晨时舌头的状态

来判断

宝宝的"未病"

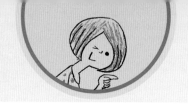

巧用中医，轻松育儿

我们的妈妈小时候，各家都会或多或少地备一些可用于艾灸和保养的食材、药品，以应对日常可能发生的健康小问题。

就像责备小孩子时经常说"要给你用艾灸咯"一样，**中医曾经广泛存在于我们的生活中**。很多时候，在去看医生前，父母都会先用家里代代相传的方法进行处理。遗憾的是，现在这些代代相传的小智慧逐渐淡出了人们的生活，而西医逐渐占据了主导位置。

诚然，西医可以通过接种预防疾病、用药物缓解症状，必要时还可以通过手术进行治疗，是不可或缺的。但是，如果孩子一出现身体不适就去看医生、服用药物，从长远来看，未必有利于他们强健体魄、健康成长。**妈妈能够亲自确认孩子的健康状态，巧妙、灵活地运用中医和西医的简单方法，对孩子的健康是非常重要的。**在受伤和高烧等情况下，接受西医治疗是十分必要的；但是，若要改善体质、应对慢性的身体不适，中医则可以发挥巨大作用。

　　在各类医疗信息满坑满谷的时代里，作为父母，让我们首先来培养自己准确判断孩子身心状况的能力吧。在日本，也有很多妈妈是长期使用中医巧法妙方呵护孩子们的健康的。在病毒、环境污染等各种令人不安的因素充斥的现代社会，这些中医锦囊一定会成为让人安心的智慧。

强健体魄的关键所在

养育身心健康的孩子，不能"用力过猛"，可以先从转变观念开始，必须重视以下四点：

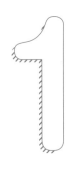

"未病"先调养

虽然尚未达到生病的程度，但身体已经出现不适的信号了，若听之任之就有可能生病，这就是患病前的**"未病"状态，在这个时候，适当的调养尤为重要**。若不注意疲劳蓄积、胃部不适等身体状态，长此以往就会造成免疫力低下，容易患感冒等疾病。

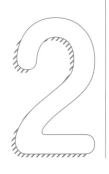

仔细观察，判断孩子的健康状况

为了发现"未病"的不适，**必须检查孩子每天的健康状态**。让我们养成留意孩子状况、观察孩子面色的习惯吧，同时查看一下舌头，就能更加准确地把握孩子的状况。在忙碌的生活中，每天抽出两三秒就够了。**只要坚持，就可以掌握孩子身体状况的变化。**

在空闲的时候一点一点地做

不必勉强自己每天都做，在力所能及的时候做即可

即使没有立刻见效也要坚持

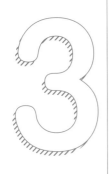

平衡育儿、培育身心俱健的孩子

　　现代社会中充斥着垃圾食品、软罐头食品、游戏、电视等诱惑。即便生活中不能完全排除这些诱惑，作为家长，也不能将这些食品无限制地提供给孩子，否则将不利于他们的健康成长。**中医最重要的理念是保持平衡。**如果零食吃多了，就在正餐中增加蔬菜，所以，请进行适当调整吧。

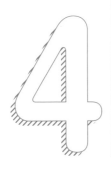

让生活更精致一些

　　饮食和生活习惯都会反映在我们的身心上。早睡早起、亲手给孩子做饭菜、和孩子一起度过美妙的时光……为什么不从力所能及的事开始，让生活过得精致一些呢？忙碌的妈妈们每天都在挑战时间和体力的极限，所以请一定要注意别因为太过努力而导致压力过大，偶尔偷一下懒也是很重要的。

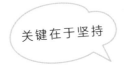

关键在于坚持

坚持下去的秘诀

在亲子游戏中进行，比如一边胳肢一边触及穴位	做适合自己生活习惯的事	从简单的事开始做起

保持"气、血、水"的平衡
让身心俱健

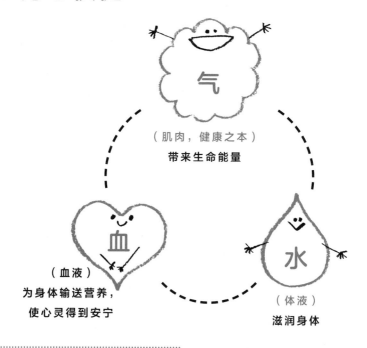

气

（肌肉，健康之本）

带来生命能量

血

（血液）

**为身体输送营养，
使心灵得到安宁**

水

（体液）

滋润身体

"气、血、水"分别是什么？

"气"是精气之源，"血"是血液，"水"是血液以外的水分，三者需各自保持平衡。但是，有时会不足，有时会过剩，甚至会堵塞，这时就会失去平衡。不足时就通过饮食和调养来补充，堵塞时就注意疏通吧。

中医认为：人在健康时，"气、血、水"三个要素处于平衡状态；相反，"未病"的不适状况就是这些要素失去平衡之时。不过，不明白这些晦涩的理论也没关系，在检查孩子身体状况的时候，请留意这三个要素，多想想："气、血、水"有没有保持平衡呢？即可。

気不足时

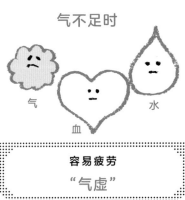

容易疲劳

"气虚"

调养方法参见 P14

气不通畅时

压力蓄积

"气滞"

调养方法参见 P16

血不足时

身体缺乏营养

"血虚"

调养方法参见 P18

血不通畅时

脏器内血流不畅

"血瘀"

调养方法参见 P20

水不足时

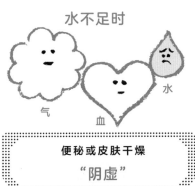

便秘或皮肤干燥

"阴虚"

调养方法参见 P22

水不通畅时

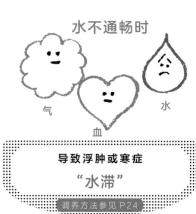

导致浮肿或寒症

"水滞"

调养方法参见 P24

通过观察孩子清晨时舌头的状态，判断孩子的健康状况

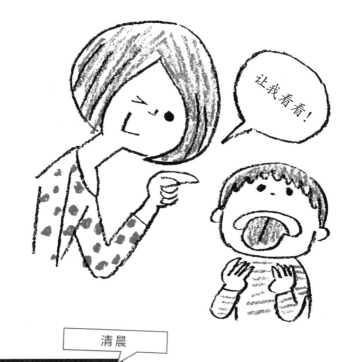

让我看看！

清晨

检查舌头的
这些特征

- ☐ **大小、厚度** ▶
- ☐ **颜色** ▶
- ☐ **状态** ▶
- ☐ **舌苔** ▶
- ☐ **背面** ▶

　　中医认为舌头是反映健康状况的镜子，提倡观察舌头的色、形、舌苔颜色、厚度等以判断身体状况。舌头的状况每天都会发生变化，持续观察就会渐渐明白健康与舌头状态之间的关系。请先连续三天"观察孩子清晨的舌头"吧。成人也是同样的道理。

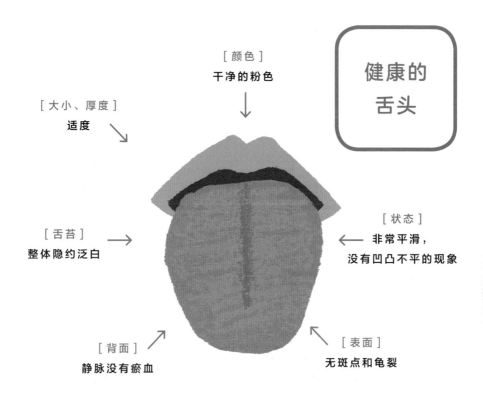

[颜色]
干净的粉色

健康的
舌头

[大小、厚度]
适度

[状态]
**非常平滑，
没有凹凸不平的现象**

[舌苔]
整体隐约泛白

[背面]
静脉没有瘀血

[表面]
无斑点和龟裂

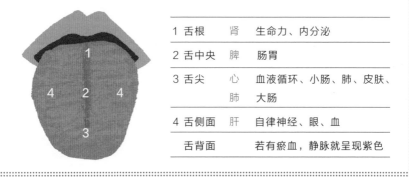

舌头对应内脏

舌头与内脏对应，可以反映内脏各部分的状态。通过观察舌头表面紧紧粘着的舌苔，就可以大致判断身体是否有哪里不适。

1 舌根	肾	生命力、内分泌
2 舌中央	脾	肠胃
3 舌尖	心 肺	血液循环、小肠、肺、皮肤、大肠
4 舌侧面	肝	自律神经、眼、血
舌背面		若有瘀血，静脉就呈现紫色

根据舌头状态区分六种健康类型

※ 有时候，我们很难将舌头的类型严格划分到某一种类型中，因为它往往是具有多种类型的复合型状态。

宝宝今天的舌头属于哪种类型？舌头的状态每天都在发生变化。即使看不出来也请您每天坚持观察。持之以恒，一定能逐渐了解宝宝的健康状态以及相应的对策，比如，"舌头中央粗糙，要避免油腻的饭菜"等。

宝宝今天的舌头属于哪种类型？

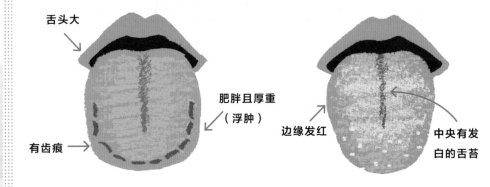

类型 1 "气"不足 气虚	**类型 2** "气"不通畅 气滞
舌头大 肥胖且厚重（浮肿） 有齿痕	边缘发红 中央有发白的舌苔

有没有持续睡眠不足或生活不规律的情况？这是"气"不足，身体疲惫的表现。 调养方法参见 P14

这是体内压力蓄积、"气"不通畅的状态。有的宝宝会表现为做事没有精神。 调养方法参见 P16

"血"不足

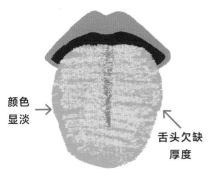

颜色
显淡 →

← 舌头欠缺
厚度

这是给身体提供滋润和营养的"血"不足的状态。有的宝宝会表现为情绪不稳定、睡眠不安。 调养方法参见 P18

"血"不通畅

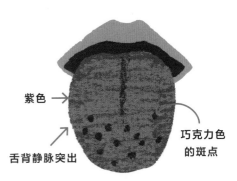

紫色 →

巧克力色
的斑点

舌背静脉突出 ↗

这是"血"的循环不畅，淤积在各脏器，形成了堵塞的状态。是成人病的"后备军"。 调养方法参见 P20

"水"不足

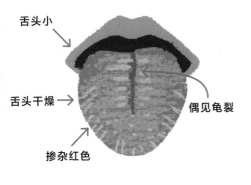

舌头小 ↓

舌头干燥 →

偶见龟裂

掺杂红色 ↗

这是"水"不足，体内"干巴巴"、易患感冒的状态。皮肤、头发等也稍显干燥。 调养方法参见 P22

"水"不通畅

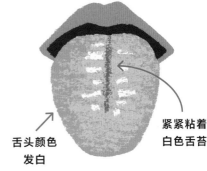

紧紧粘着
白色舌苔

舌头颜色
发白 ↗

这是体内多余的"水"积存，无法排出的状态。梅雨季节等湿度高的时候，身体状况容易出现问题。 调养方法参见 P24

检查宝宝的身体状况 ❷

根据身体状况和精神状态 区分六种健康类型

今天的身体状况是哪种类型？

类型 1	类型 2	类型 3
"气"不足	"气"不通畅	"血"不足
气虚	气滞	血虚

类型 1

容易疲劳
总是处在疲倦的状态

脸色发白

身体容易倦怠

手掌容易出汗

类型 2

情绪容易急躁

没有干劲儿

经常叹气

容易放屁或打嗝儿

类型 3

头发干燥
脱发严重

皮肤显得干燥

手脚冰凉

指甲脆而易断

生活中的状态

☐ 容易感冒

☐ 有花粉过敏等症状

☐ 容易腹泻

☐ 没有精神

☐ 早起困难

生活中的状态

☐ 经常头痛

☐ 说话喋喋不休

☐ 讨厌入睡和起床

☐ 易怒

☐ 反复便秘或腹泻

生活中的状态

☐ 经常做梦

☐ 眼睛容易疲劳

☐ 情绪不安

☐ 大便干燥

☐ 容易头晕、猛然
站立时眼前发黑

调养方法参见 P14

调养方法参见 P16

调养方法参见 P18

"气、血、水"失去平衡的话，不仅表现在舌头上，还表现在身体其他各部分和精神状态上。脾气性格因为每天的健康状况而出现细微变化，有时候也会出现两种以上的因素和结果相叠加的情况。

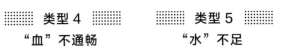

▦ 类型 4 ▦	▦ 类型 5 ▦	▦ 类型 6 ▦
"血"不通畅	"水"不足	"水"不通畅
血瘀	阴虚	水滞

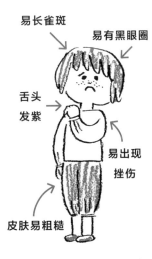

易长雀斑
易有黑眼圈
舌头发紫
易出现挫伤
皮肤易粗糙

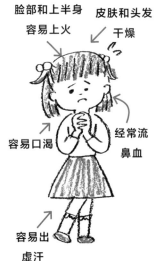

脸部和上半身容易上火
皮肤和头发干燥
容易口渴
经常流鼻血
容易出虚汗

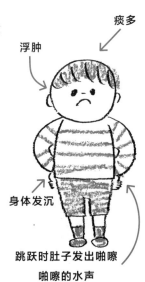

痰多
浮肿
身体发沉
跳跃时肚子发出啪嚓啪嚓的水声

生活中的状态

☐ 怕冷

☐ 经常头痛和肩酸

☐ 容易便秘

☐ 性情急躁（即使忍耐性强也会时常爆发）

☐ 容易留下疤痕

调养方法参见 P20

生活中的状态

☐ 大便呈小球状

☐ 不镇定

☐ 经常感冒

☐ 尿色浓

☐ 性格消极、软弱

调养方法参见 P22

生活中的状态

☐ 容易腹泻

☐ 下雨时容易身体不适

☐ 容易晕车

☐ 心情不好时爱唠叨

调养方法参见 P24

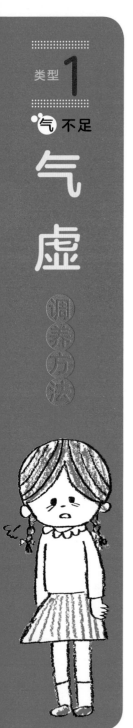

"气"不足

气虚 调养方法

身、心都容易疲劳
保持规律生活、重获健康体魄

　　"气虚"是掌控生命能量的"气"不足的状态。由于免疫力低下，身体容易出现不适，易患感冒，或者感冒时间拖长，甚至打不起精神，总是没有干劲儿。

　　改善"气虚"关键在于使生活节奏变得有规律。尽量早睡早起吧！不要因为感觉有点累就悠悠闲闲地睡懒觉，请尽量早起沐浴阳光，根据需要增加午睡来调整身体吧！饮食也要保持规律，建议您从睡眠、饮食开始创造良好的生活节奏！由于处于体力下降的状态，游玩计划、学习计划等不要安排得太满，逐步放慢生活节奏，重获健康的身体吧！

生活提示	保持舒畅的步调

　　在慢生活中调养体力和精力吧。规划生活节奏也非常重要，请绝对不要勉强自己，游玩一定要制订从容宽松的计划。

◎　在温水浴中放松

◎　早饭吃好，利用饮食调整生活节奏

◎　早睡早起

◎　进行轻松运动，做游戏

■ 这样的情况要注意哦

× 说"不要磨磨蹭蹭，要加油"之类的话进行不切实际的过分鼓励。

× 说"太累了，休息吧"之类的话让孩子任性地过分懒散。

<table>
<tr><td>

**调养
方法**

</td><td>

一边安慰宝宝"按照自己的做法也没问题哟",一边抚摸"万能"穴位——"百会"。

</td></tr>
</table>

一边在语言上接纳宝宝疲惫的现状,一边轻轻刺激可以调整神经失衡的"百会"。在肚脐的下方也有可以让宝宝恢复朝气的穴位,按摩这里效果也不错。

位置 肚脐下方

这个区域是掌控生命能量的"气"在体内循环,最后到达的地方。可以用按摩或贴敷魔芋贴(参见P42)的方法进行热敷。

穴位 百会

百会正如其名,是很多"气"交会的地方。按摩这一穴位可以有效缓解压力。

位置 两耳尖环头顶的连线和面部纵向正中线的交会处

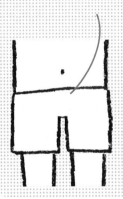
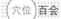
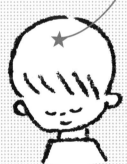

<table>
<tr><td>

食物

</td><td>

热乎乎的饭菜

在"气"不足、没有精神时,建议您让小宝宝吃一餐热乎乎的饭菜。牛奶有利于改善身体虚弱,加热后饮用,可以保持身体温暖。

</td></tr>
</table>

推荐食材　◎ 鸡肉　　◎ 牛奶　　◎ 南瓜

類型 **2**

气 不通畅

气滞 调络方法

情绪急躁、容易发怒
消除紧张状态、放松身心

"气滞"是作为生命能量的"气"在体内循环不畅，导致滞留的状态，即使小宝宝也会感受到压力而精神紧张。处于"气滞"状态时，即便是一些琐事，也会令人感到分外紧张，产生易怒的倾向。

为改善"气滞"，需要找到产生压力的原因。要尽量消除这些因素，将生活环境调整得轻松愉快至关重要。不过，宝宝往往不能很好地表达自己的感受，甚至有时候宝宝自己也不明白问题出在哪里。这时候就需要大人注意要比平时更多地跟宝宝交流、多爱抚宝宝，成为宝宝可信赖的依靠。

生活
提示

亲子一起放松，减轻压力

大人的紧张会传递给宝宝，那么，为何不跟宝宝一起来放松，享受生活呢？当不明白压力的原因时，可以通过爱抚把温暖传递给宝宝。

◎ 在温暖的泡澡中放松

◎ 适当活动身体

◎ 避免因为吃得过饱或喝得过多而导致"气"滞

◎ 通过短跑、逆腹式呼吸（参见 P69）和深呼吸让"气"循环

■ 这样的情况要注意哦

× 有时反复追问"到底因为什么而烦躁"反而会增加压力。

× 用零食等讨好宝宝，会增加糖分的摄入量，反而影响宝宝健康。

<table>

| 调养
方法 | 告诉宝宝"我们一直在一起哦",拥抱宝宝,让宝宝腰部感到温暖。 |

</table>

调养方法

告诉宝宝"我们一直在一起哦",拥抱宝宝,让宝宝腰部感到温暖。

按压缓解紧张的穴位——太冲,可以令宝宝保持情绪稳定。没有精神的时候,按摩肚脐正后方会帮助宝宝恢复精神。

 腰部

建议您按摩肚脐的正后方,可以调整瘀滞的"气"和"血"的流动。

 太冲

可以平静急躁或兴奋的心情。

位置 大脚趾和二脚趾骨骼交会处

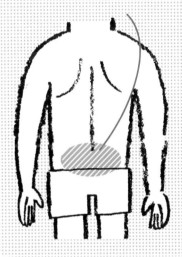

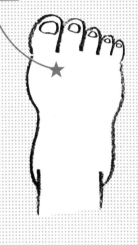

食物

用香味放松

推荐食材　　◎ 紫苏　◎ 西柚　◎ 生姜

食材的香气可以使人放松。如果不喜欢生姜,可以在做饭时加入少量姜末。

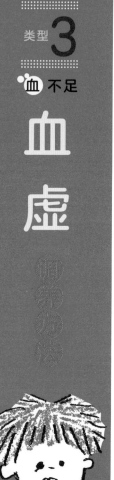

类型**3**

血不足

血虚

身体缺乏营养
导致情绪不稳定

"血"不仅给身体提供氧气和营养，还与情绪的稳定有关。如果"血"不足的话，情绪就容易出现不稳定的倾向，还会导致睡不安稳、经常做梦等。因为身体缺乏营养，皮肤和头发也容易干燥，身体容易疲劳。"气虚"和"气滞"也会导致"血虚"。

要改善"血虚"，通过营养均衡的饮食来补"血"是非常重要的。请尽量摄取可以 "造血"的食材吧。肠胃虚弱易导致"血虚"，所以要尽量控制油腻食物的摄入。另外， "造血"一般是在晚上进行，所以要尽量早睡，以保证睡眠时间。

生活提示

凡事都在短时间内集中完成

由于体力不足，无法长时间集中精力，所以学习等事情都要规划好时间、尽快完成。用眼过度也会消耗"血"，为了不给眼睛增加负担，请尽量不看电视、不玩电子游戏。

◎ 泡温水浴，避免给身体增加负担

◎ 避免长时间学习，选择短时间集中型的学习方式

◎ 让眼睛休息

◎ 保持均衡饮食，不给肠胃增加负担

■ 这样的情况要注意哦

✕ 认为"不做完不行"而勉强长时间工作，反而导致效率不高。

✕ 大量摄取"垃圾"食品或油腻食物。

一边对宝宝说"你一定没事的，没问题的"，一边抚摸宝宝后背以保持平静。

建议您轻轻按压被称为三"阴"交会处的"三阴交"来促进血液循环。抚摸宝宝后背也有利于心绪平和。另外，抚摸肩胛骨下面的区域也会起到效果。

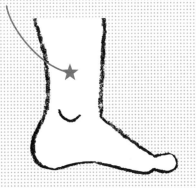

穴位 三阴交

改善血液循环，让身体变暖和。

位置 从内脚踝最上面部分开始往上，宝宝手指四指处的骨头边缘

按摩
区域 肩胛骨内侧

这个区域有可以令心情保持平静的穴位；抚触这里可以起到很好效果。同时，也有助于改善睡眠。

食物

用黑色食材补"血"

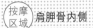 推荐食材 ◎ 黑芝麻 ◎ 肝脏 ◎ 瘦肉

坚持每天少量摄取黑芝麻、羊栖菜、黑豆等黑色食材或其他补"血"的食物，如大枣、龙眼肉等。

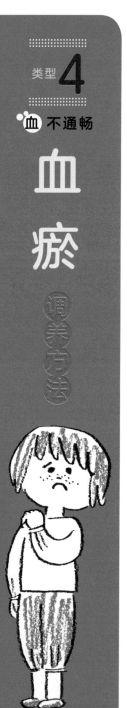

類型 **4**

血 不通畅

血瘀

调养方法

内脏器官内"血"流滞、黏稠

由于血液循环不佳而导致的体内 "血"不通畅的状态。表现为舌头颜色浓重、身体容易留下瘀斑或蚊虫叮咬痕迹等；若是成人的话，"血瘀"会成为导致日常多发病的原因之一，所以要趁年龄尚小及早改善，以免宝宝成为日常多发病的"后备军"。

血瘀还会导致寒症或精神紧张、疲劳、睡眠不足等情况的恶化。建议您注意给腰腿保暖、尽量早睡、不积累压力、生活中尽量保持心绪平和。重要的是不要长期处于疲劳状态、注意调整生活步调。但是，如果过分懒散、做事不积极的话，也无法改善"血瘀"。为提高新陈代谢，改善血液循环，需要适度的运动和游戏，另外，还要注意尽量不吃冷饮哦。

生活提示

保持身体保暖、适度运动，以提高新陈代谢

推荐您让宝宝通过可轻度出汗的适度运动提高新陈代谢。尽量给宝宝按摩身体、通过肌肤接触帮助宝宝改善血液循环，消除精神疲劳吧。

◎ 通过用稍热的水泡澡促进新陈代谢

◎ 不用冷气给身体降温

◎ 勤按摩、勤拉伸肌肉

◎ 养成经常运动和参加室外游戏的习惯

■ 这样的情况要注意哦

× 对宝宝说"吃不吃冰激凌"等来讨好、迁就宝宝，会使宝宝肠胃不适。

× 对宝宝说"快歇会儿吧"等话，让宝宝过于懒惰，会导致血液循环更加恶化。

调养方法

一边按摩宝宝后背一边跟宝宝商量："明天做什么呢？"

掌管"血"流路径的穴位——"血海"，是改善"血"和"气"的堵塞、解除身体寒症的重要穴位。建议您轻轻按压，或者用饮料瓶暖水袋（参见 P40）滚动热敷。

按摩区域 心窝背面

请按摩肩胛骨和腰之间的区域，以促进血液循环、改善寒症吧。

穴位 血海

控制"血"的穴位。

位置 髌骨的内侧，从最上端开始往上宝宝的手指三指处（腿伸直，膝盖内侧的凹处）

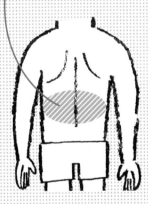

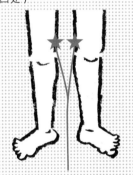

食物

摄入促进新陈代谢的食物

推荐食材　◎ 洋葱　◎ 金枪鱼　◎ 红豆

多摄入促进血流通畅的葱类和有造血作用的金枪鱼等。另外，红豆也有促进新陈代谢的作用。

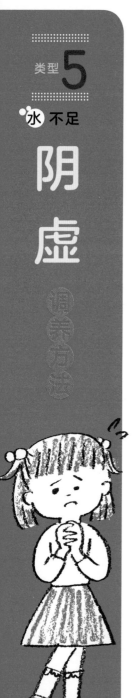

类型**5**

💧 **水** 不足

阴虚

调养方法

"水"不足，易患感冒

血液以外的水分等身体必需的湿润称为"水"，"阴虚"就是这些湿润不足，从而导致身体总体上水分不足，以至舌头、皮肤、头发等干燥，有时候还会大便干燥，甚至便秘。由于能够降低身体热量的水分少，热气不容易降下来，就会出现盗汗、流鼻血等情况，也会出现精神不安、产生消极倾向。

调理方法主要是勤补充水分。不仅仅是饮品，还可以通过多吃富含水分的食物来给身体以湿润。睡前和睡中如果感觉口渴，就在枕边准备好水，口渴时喝上一口吧。由于干燥季节或季节变化的时候肺部容易干燥，并且易患感冒，切记要好好漱口、洗手哦！

生活提示

勤补充水分，保持舒畅生活

关键在于通过食物和饮品勤补充水分。激烈的运动会出很多汗，从而更加消耗体力。长时间泡澡也容易出汗，所以也要注意避免哦。

◎　勤补充水分

◎　短时间泡温水浴

◎　进行慢节奏运动

■ 这样的情况要注意哦

✕ 让宝宝出着汗玩耍，会使体温降低。

✕ 对宝宝说"多喝点儿吧"，让宝宝一次喝大量冷饮。

<table>
<tr>
<td>调养
方法</td>
<td>一边按摩仙骨上面的区域一边鼓励宝
宝"我相信你哦"。</td>
</tr>
</table>

　　"命门"穴被称为生命的根源，按压"命门"给宝宝提神，同时可以帮助"水"顺利排出。仙骨上面的区域有跟膀胱相关联的穴位，建议您像画大圈一样按摩。

（穴位）命门

　　消除疲劳、调整身体状态的穴位。

（位置）肚脐的正后方

（按摩区域）仙骨上面

　　仙骨上面的区域散布着与膀胱相关联的穴位。可以像画圆圈一样按摩加热。

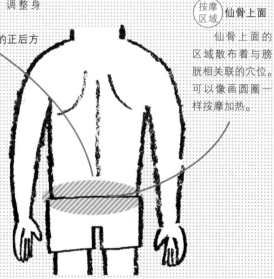

<table>
<tr>
<td>食物</td>
<td>有利于补充水分、滋养强壮的食材</td>
</tr>
</table>

（推荐食材）　◎ 白菜　　◎ 黑豆　　◎ 乌贼

　　通过食用白菜等富含水分的蔬菜来补充水分，通过食用有利于滋养身体、强壮体格的黑豆和乌贼等帮助恢复体力。

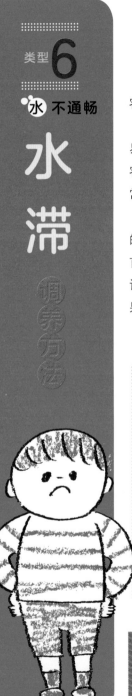

类型 **6**

水 不通畅

水滞

调养方法

"水"不通畅，积存在体内

体内积存"水"的"水滞"型体质，具有身体发胖、容易浮肿的特征。这类人由于身体内积存了多余的"水"，在湿度较高的梅雨季节或下雨前的日子容易出现身体不适；另外，由于不能顺利地将"水"排出，容易拉肚子，以及出现生痰或呕吐等症状。由于经常感觉身体不舒服，也容易晕车、晕船。

在调理方法上，应该一方面注意不要摄取过多的"水"，一方面促进排出身体内积存的多余的"水"。首先可以通过活动身体的游戏或运动提高新陈代谢，让宝宝多出汗，从而促进身体里"水"的排出。如果身体容易浮肿的话，就请多加以按摩，加速体内"水"的循环吧。

生活提示	**多出汗，让水分从体内排出**

在生活中请注意尽量让宝宝多出汗，排出体内积存的多余水分吧。相比短时间的剧烈运动，推荐您让宝宝扎扎实实地进行舒缓的助于排汗的有氧运动。

◎ 通过温度较高的泡澡排出水分

◎ 通过快走、散步等有氧运动缓慢排汗

◎ 通过提高肌肉力量，促进新陈代谢

◎ 通过饮用热的饮料，促进缓慢排汗

■ 这样的情况要注意哦

× 让宝宝没有节制地玩电子游戏。

× 冰箱里总是放甜的果汁。

调养 方法	让宝宝坐在膝盖上，一边对宝宝说"放轻松，别着急"，一边按压宝宝的"阴陵泉"。

"阴陵泉"是调节体内"水"的穴位，按压"阴陵泉"具有帮助体内水分排出、改善身体浮肿的效果。另外，定期轻轻按摩腰部以上的位置，还有助于改善泌尿系统不调的症状。

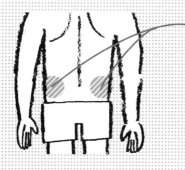

穴位 阴陵泉

排出"水"的穴位。

位置 膝盖下方内侧的骨头弯曲时变细之处（坐在椅子上较容易找到）

按摩
区域 腰部稍上面两侧

用双手的拇指轻轻按压腰部稍上面两侧。

食物	摄入可以帮助排出水分的食材

推荐食材　◎ 黄瓜　◎ 海带　◎ 薏米

建议食用具有利尿作用的黄瓜、促进水分排出的海带、具有缓解浮肿效果的薏米。

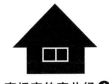

一天的开始

　　每天早晨，我是家里起床最早的，接下来是女儿（小学二年级）、丈夫、儿子（幼儿园中班）。叫儿子起床最困难，最简单的方法就是制造让宝宝期待的"小乐趣"——我把儿子最喜欢的水果干或者坚果放一点到白开水中，拿去叫他起床。儿子虽然不太情愿，但还是会一边揉眼睛一边慢慢起床，简直就像被钓上来的鲤鱼一样……

　　早饭是上午的能量来源，我家的早饭有时是面包，有时是米饭（饭团），有时是粥等，尽量做到每天不重样，让宝宝好好吃饭。吃完早饭出门时，我会拍着宝宝的屁股说："别让时间追你，你要追时间哦！"然后让他们带着前一天已经准备好的衣服和背包出门。对于孩子来说：早上是"大冒险"的开始，虽然心里有些不安也都自豪地出门去，我呢，就像送别桃太郎的奶奶一样，满心欢喜地望着宝宝们的背影离开。

在每天的生活中
快乐地引入
简便的调理

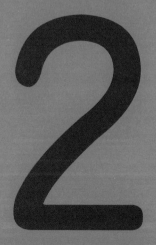

从简单的事情做起，让育儿变得轻松

第一章按照宝宝的类型分别介绍了中医调理方法，第二章将介绍让宝宝保持健康的五个基本调理方法。这些都是在育儿时和做家务的间隙就可以进行的简便方法。请您在每天的日常生活中，在跟宝宝的玩耍中尝试坚持下去。相信这一定会让宝宝保持身心健康，帮助您将育儿变得轻松。

1 抚 触

对于宝宝来说，妈妈的手是魔法之手，就像受伤的时候妈妈摸一下，疼痛不知什么时候就会不见踪影。在这里将要介绍仅靠妈妈的手就能够简单做到的调理方法。

参见P30

2 保 暖

爱动、易出汗的宝宝，容易因接触户外空气而着凉。体温下降容易导致免疫力低下。这里将介绍简单有效的保暖方法。

参见P38

3 饮食

中医认为，健康的饮食是保持身体健康不可缺少的因素。这里将介绍让身体保持健康的正确饮食的心得，帮助您了解各种食材的性质，并很好地应用到每天的菜谱中。

参见 P48

4 走路

一般来说，中医认为"小腿是人的第二个心脏"，因为小腿担负着把下半身的血液运送回心脏的"泵"的功能。为了保持身体血液循环的通畅，必须重视腿部锻炼。

参见 P52

5 在自然中生活

若要避免在季节变化时健康出现问题，必须做好迎接季节到来的"身体准备"。以下将要介绍一些让大家在一年中每个季节都能健康生活的秘诀。

参见 P54

1

抚触

对于宝宝来说，
妈妈的手是"魔法之手"

　　婴儿最喜欢被妈妈抚摸。通过妈妈手上的温度，宝宝可以真切感受到妈妈的爱，这会帮助他们无论是心理还是身体都能健康成长。

　　另外，妈妈也能通过抚摸感受到宝宝身体的变化和成长，从而促进作为母亲的自我认知，产生对育儿的自信。因此，"抚触"是亲子之间一种重要的交流方式。

　　这种交流方式不仅限于婴儿，也适用于儿童和成人。无论是谁，在开心的时候被摸摸脸或头，就会觉得很幸福；在紧张或伤心时被拥抱，心情也会变得更平静。

　　不明原因的疼痛，也许仅仅是因为想要得到照顾，或者感到不安或烦躁，这种心理上的问题不容忽视。**这种时候，妈妈温暖的手的抚触是最能令宝宝安心的。**

　　最近有没有抚摸宝宝呢？孩子在婴儿时期，和父母总是有身体接触，随着孩子的长大，这种身体接触是不是越来越少了呢？

　　建议您偶尔花点时间好好抚触一下宝宝的皮肤吧。对于孩子来说，妈妈的手是"魔法之手"呢……

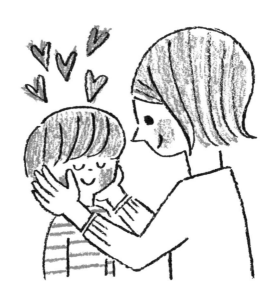

调理的区分方法

最理想的就是让孩子感到"好舒服"的方法，不过，根据宝宝症状的不同还可以区别使用不同方法。

宝宝的症状

轻

抚触

仅仅是妈妈的手接触宝宝的皮肤，就可以令宝宝觉得安心。即使宝宝没什么症状，每天也花些时间抚摸宝宝吧。建议您把手焐热后再抚摸宝宝。

按摩

宝宝伤心时，按摩他的后背，宝宝疼痛时，按摩他的疼痛处，可以帮助其体内缓解疼痛的"内啡肽"激素的分泌变得活跃，镇痛效果约为吗啡的 6.5 倍。

→"按摩"的具体位置见第三、四章

按压

针对慢性疾病或想要改善体质时，用手指或手掌温柔按压对症状有效的穴位和区域，效果非常显著。

→"按压"的具体位置见第三、四章

揉搓

想要缓解肌肉紧张、改善"气、血、水"的循环时，可以采取揉搓的方法。对于婴儿可适当减轻力度，3 岁以后可以适当加大力度，让宝宝感觉舒适为宜。

→"揉搓"的具体位置见 P33-35

重

按摩指甲——指甲可以显示健康状况

中医认为，指甲的颜色和形状可以反映一个人的健康状况。例如，有贫血倾向的宝宝指甲容易呈勺子状或者颜色发白。如果按压指甲后，指甲的颜色恢复慢，说明手指的血液循环可能不畅。

指甲边缘自古以来就被当成艾灸治疗的穴位。通过按摩指甲边缘，可以促进血液循环，增加使自律神经处于副交感神经优势地位的淋巴细胞，还可以轻松提高免疫力。两只手的所有手指都要按摩到哦！

按摩
方法

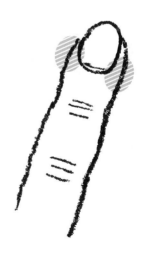

用拇指和食指从两侧开始按摩指甲边缘，注意力度，让宝宝感觉舒适即可。

手是非常能干的，平时取、握东西，大部分时间都是合起来的。另外，用力的时候，手总是握紧拳头吧？从心理学上说，紧握拳头意味着关闭心灵，准备战斗的姿势。

那么，让我们充分地打开手掌吧，心灵也会因此放松呢，是不是很不可思议呀。

手掌正中间有"劳宫"穴。这个穴位的意思是"疲劳的房屋"，按摩这里，就可以缓解身心的疲劳。

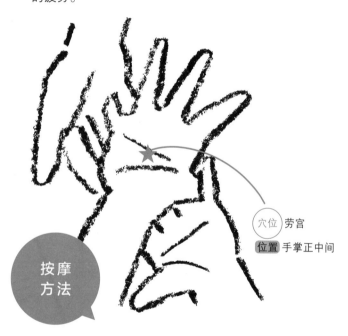

按摩方法

穴位 劳宫

位置 手掌正中间

如上图所示，妈妈把手插入宝宝拇指和食指，以及中指和小指之间，充分打开宝宝的小手掌。用妈妈双手的拇指从宝宝的手指根部开始把整个手掌揉搓放松，按压"劳宫"穴。

按摩足底
通过足底吸收大地的能量吧

我们不是经常说"脚踏实地地活着"吗？从中医的角度讲，就是说要从足底吸收大地的能量，好好生活。如果不消除足底的疲劳，就很难从大地吸收能量。

如果孩子们在幼儿园或学校进行了大量运动的话，泡完澡之后请帮宝宝按摩一下足底吧。足底有"涌泉"穴，按摩这个穴位有利于全身（尤其是腰部、脚部等下半身位置）疲劳的缓解、寒症和浮肿的改善。一旦疲劳被消除，第二天就可以脚踏实地、充分吸收大地的能量了。

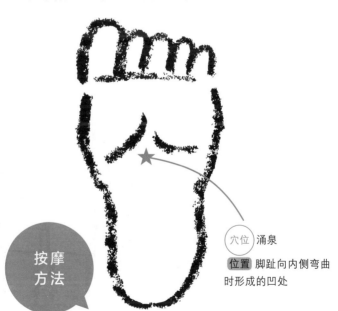

穴位 涌泉

位置 脚趾向内侧弯曲时形成的凹处

按摩方法

用手指稍用力按摩"涌泉"穴。如果力度不够，只是简简单单地按摩，就好像在胳肢一样，达不到效果。按摩时要注意：力度要缓慢增加，力量要集中。

脊柱的两侧有很多对各个脏器有影响的重要穴位，这些穴位自上而下有序排列。用手指像抚摸一样轻轻地按摩，就可以同时给很多穴位以刺激，从而轻松调节身体状况。

另外，顺着脊柱按摩时，还有可能发现有些地方凹凸不平，或单侧突出、变硬等身体状况。例如，当发现右侧肌肉变硬时，就要反省"平时是不是总是托着腮学习呀？"从而注意或者预防生活习惯中存在的问题。

除了用手指，还可以用牙签灸（参见 P37）不尖的一端进行刺激。

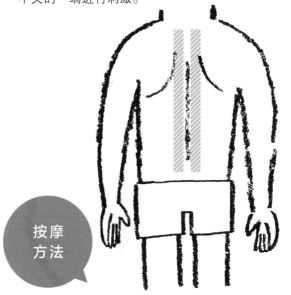

按摩方法

在脊柱半个拇指宽以外的区域，自上而下用手指抚摸般地按摩。

注意：由于脊柱里面有神经通过，所以要避免直接按摩脊柱。

在家也可以做的简单"牙签灸"

　　"牙签灸"是为了在家中也可以简单进行小儿灸而创造出的方法。小儿灸属于针灸疗法的一种，在日本尤其以关西为中心的地区，对那些夜里常常哭泣、爱尿床、有抽风症状的孩子，常会实施小儿灸。与成人的针灸治疗不同，小儿灸是利用专门的特殊的灸在皮肤表面好像抚摸一样摩搓。

　　在我家，经常用牙签灸刺激宝宝头顶的"百会"穴。"百会"穴正如其名，意为"很多的气会合之处"，按摩"百会"穴对于减轻头痛和压力有很好的效果。建议您在宝宝兴奋或紧张时给予按摩。从不尖的一端开始尝试刺激的强度，并在自己的皮肤上调整好力度后再给宝宝使用吧。

穴位 百会

位置 两耳尖环头顶的连线和面部纵向正中线的交会处。

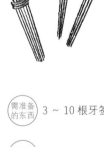

需准备的东西 3～10根牙签、橡皮筋

制作方法

❶ 把牙签捆成捆。根据使用部位的不同，在3～10根之间适当调节牙签的数量以控制灸的粗细。

❷ 用橡皮筋捆好。

2

保暖

请利用"湿热"来保暖，培养自己的"保暖能力"

从中医理论中"阴""阳"的观点来看，孩子就是"阳"的集合。"阳"所占比例太高，就极易导致身体处于失去平衡的状态。

很多妈妈都应该经历过这样的事吧：孩子白天明明一直在外面充满活力地玩耍到傍晚，可是到了晚上却突然发起高烧，令人担惊受怕。孩子身体里的"阴"处于较少状态而发热的话，由于冷却这些热量的要素不足，就会很快变成高烧。另外，由于孩子好动，经常会出汗，如果这时接触到寒冷的空气，整个身体就会由于出汗而迅速体温降低。

在日常生活中，比起可以让身体保暖的要素，我们周围存在着更多会让身体变冷的因素，因此，一定要随时关注孩子，有意识地给他们保暖。

不过，这并不意味着一定要给孩子全身穿上厚衣服，而是即使只需要穿一件稍微薄的衣服时，也要注意宝宝的肚子、腰、脖子等重要位置的保暖。只要随时留意，就可以培养宝宝天生的"自我御寒"能力。

另外，热也分为"干热"和"湿热"两种类型。所谓"湿热"是指像暖水袋一样含有湿度的热，而"干热"是指像暖气等一样较干燥的热。"干热"中的热仅在身体表面扩散，不会浸透到身体内部，而"湿热"由于含有水分，则会在保暖的同时深入身体内部，使身体内部的热加重。

本章中将介绍利用"湿热"为宝宝进行保暖的有效方法，请一定尝试一下！

"阴"和"阳"是什么？

中医认为宇宙是由"五行（木、火、土、金、水）"所构成，其上有"阴"和"阳"。一般来说，凡是具有热的、动的、令人兴奋的、强壮的、明亮的、无形的、轻的、在上的、向上的、在外的、增长的……等特性的，都属于"阳"；与此相反，则属"阴"。世间万物都是在维持"阴阳"平衡的同时随时变化的，二者的平衡就是两相等量的理想状态。

暖水袋
——利用矿泉水瓶轻松保暖

富含湿度的温暖渐渐渗透到身体内部

最近，暖水袋从环保的角度又一次被人们重新认识。只要把热水倒入用于装热饮料的空矿泉水瓶中，就可以轻松制作"矿泉水瓶暖水袋"。

不只在冬天，暖水袋是一年四季都可以使用的重要工具，孩子学习时放在脚底下，可以给孩子的脚保暖；感到快要患感冒的时候，放在脖子后面保暖，可以预防感冒。在寒冷的季节，孩子外出回家时，建议您不要马上开空调暖风，而是让宝宝抱着暖水袋先温暖一下手脚和脸。

暖水袋的优点在于其具有富含湿气的"湿热"。空调暖风是干燥的"干热"，仅在表面扩散，而"湿热"可以一边保持水分，一边把热量发散到身体内部。另外，与空调暖风的热不同，暖水袋的热不会夺走皮肤中的水分，从宝宝皮肤保湿的角度讲，也推荐您使用暖水袋。

建议您在这些情况下使用

☐ 在寒冷的日子，让孩子从外面回来时温暖手脚。

☐ 在孩子学习的时候，把暖水袋放在其脚底下骨碌骨碌
　滚动，以温暖脚底板。

☐ 感到快患感冒时，放在脖子后面保暖，以预防感冒。

矿泉水瓶暖水袋的制作方法

　　选择即使倒入热水也不会变形的矿泉水瓶，倒入热水，用毛巾包裹好。暖水袋的温度保持在40℃ ~ 42℃，一定要多加注意，避免被烫伤。

日常有效的养生法

❶ 让孩子平躺或俯卧。

❷ 让暖水袋在肚子上或背部骨碌
　骨碌滚动来保暖。

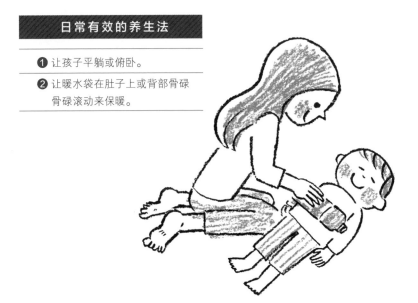

魔芋贴 —— 超棒的『湿热暖宝宝』

放在感到冷或疼痛处来保暖吧

魔芋贴是一种在家中就可以简单制作的保健用品，是自古流传下来的养生智慧，也许有的读者朋友小时候祖母就给做过魔芋贴吧？

魔芋贴的热和暖水袋的热一样，是"湿热"的代表。把魔芋贴放在感到冷或疼痛的部位，魔芋贴中含有水分的热量可以渐渐渗透到身体内部，温暖身体。仰卧时，把魔芋贴放在肝脏的位置或肚子正中间；俯卧时，放在肾脏的位置，非常有利于养生；感到快要患感冒时，就放在脖子后面加热，效果也很不错。

开始时，有些人可能会不适应这种带黏性的触感，但是习惯后就会觉得很舒服。使用后放在水里，降温后还可以反复利用。不过，由于贴过的魔芋吸收了身体内的毒素，因此最好不要食用。

建议您在这些情况下使用

☐ 感到快要患感冒时，放在脖子后面加热，以预防感冒。

☐ 给感到冷或疼痛的部位保暖。

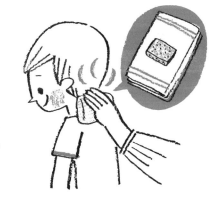

魔芋贴的制作方法

需准备的东西 魔芋 1 ~ 2 块

制作方法

❶ 取一块魔芋，放在容器中，隔水加热 10 ~ 15 分钟。
魔芋的大小可根据需加热部位的范围和位置来决定。

❷ 擦掉魔芋表面的水分，放在毛巾上。

❸ 用毛巾包住魔芋，调节好传到表面的热度。

❹ 把魔芋贴放在感到冷或疼痛的部位。

※ 效果与矿泉水瓶暖水袋相同。可以根据自己的情况选择使用，
例如，忙碌时用暖水袋，空闲时用魔芋贴。

日常有效的养生法

① 仰卧：加热肝脏（右侧腹部）区域、肚脐下面区域

② 俯卧：加热肾脏（腰部左右）区域

匙灸——利用加热的勺子刺激穴位

可以给婴儿或宝宝使用的轻松艾灸

　　匙灸是一种简单便捷的艾灸方法，婴儿或稍大的儿童都可以使用。把勺子适当加热后，刺激穴位，热量能够渐渐传达到体内，有利于缓解肌肉僵硬症状，促进血液循环。

　　最适合用作匙灸的是金勺，其次是银勺。金属导热性好，可以把热量渐渐传导至身体内部。不过，使用前一定要进行过敏测试，确认宝宝的体质，如果宝宝对金属过敏，请不要使用。

　　茶匙大小适中，使用方便，但也可以根据穴位的位置和想加热的部位来区别使用。可以选择勺柄上有可爱装饰的勺子，跟宝宝一起享受匙灸的乐趣。

建议您在这些情况下使用

☐ 总感觉没有精神时，加热"关元"穴（参见 P113）。

☐ 肠胃状态不好时，加热"足三里"穴（参见 P113）。

匙灸的
制作方法

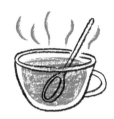

需准备
的东西 勺子、杯子、热水（50℃左右）

制作
方法

❶ 把勺子放在热水中加热。

❷ 擦掉勺子上的水分，请妈妈
在自己的手背上试一下，调
节到适当温度，注意不要太
烫，以防止烫伤。

❸ 把勺子圆圆的部分置于相应
穴位或感到冷的部位。

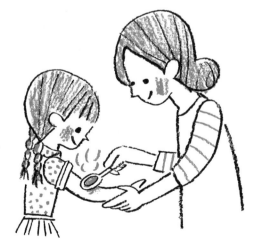

用泡脚来制造"头寒足热"的状态吧

感到宝宝因为受了寒而体温有些高，或者怀疑宝宝感冒了的时候，建议您使用泡脚的方法给宝宝进行调理。泡脚是非常简单方便的养生方法，不用考虑场所，只要有洗脸盆或桶，就可以穿着衣服进行。

中医认为，头部冷而下半身热的"头寒足热"状态是身体的理想状态。但是，在身体发冷的时候，往往头部热而下半身冷，也就是处于"上热下寒"的状态。因此，通过泡脚来温暖下半身，促进血液循环，就可以制造"上寒下热"，也就是"头寒足热"的状态。

在感觉宝宝快要感冒或者发低烧的时候，采用泡脚的方法调理效果很好。在感冒初期，还可以通过泡脚抑制症状。不过，在高烧时请避免。

同时，您也可以在热水中放上柚子皮，柚子皮的香味对鼻子和喉咙都有好处，孩子闻到香味也会感到开心。

建议您在这些情况下使用

☐ 因为受寒感到身体发凉时。

☐ 出现流鼻涕、咳嗽等症状，感到要感冒时。

☐ 发低烧时。

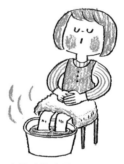

泡脚的方法

需准备的东西 洗脸盆或桶、热水、毛巾

制作方法

❶ 把热水倒入洗脸盆或桶中。建议水温略高于洗浴时的水温。

❷ 水量至脚踝，双脚在热水中泡 15 ~ 20 分钟。

❸ 如果水温降低，可以再加热水。此时请注意，千万不要把热水直接倒在宝宝的脚上。

❹ 泡好后把脚擦干。

用荞麦皮枕头温和地给宝宝头部降温

建议您使用荞麦皮填充孩子的枕头。荞麦皮枕头可以温和地吸收身体里多余的热量，而不像冷却贴或冰枕那样强烈。荞麦皮性"凉、寒"，可以给头部降温，让热量在身体里循环，从而达到"足热"的效果。

3

饮食

保持饮食平衡，提高自然痊愈能力

　　中医里有"药（医）食同源"的思想。也就是说，药（医）与食物根源相同，通过调整日常饮食的平衡，就可以提高身体的自然痊愈能力。在此，将介绍三种保持健康身体的饮食心得。

1 | 摄取当季食物

　　当季食材不仅营养丰富，还具有与季节相适应的性质，可以更好地缓解身体所受的损伤。

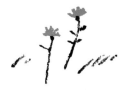

2 | 完整食用

完整地食用食材，鱼从头到尾，蔬菜或水果包括皮、叶子或根也尽可能吃掉，可以最大限度地摄取这些生物所具有的能量。

3 | 食用土地里面的食材

中医认为"身土不二"，即身体（身）和环境（土）密不可分，只有富含土地中的"气"的食材，才是最适合保持身体健康的。

零食要在成品的基础上再花一点心思

零食要尽量亲手制作，不过这样难度有些大哦。孩子常会把妈妈拿出来的零食全部吃光，所以如果把点心或冰激凌整个都拿出来的话，就会被全部吃掉，那样容易导致孩子糖分摄取过量。因此，建议您减少每次拿给孩子零食成品的量，利用现有食材制作"花点心思的零食"。

"花心思的零食" 推荐配菜

干果	煮糖豆
坚果	黄豆粉
玉米片	红糖

推荐菜谱

❶ 把冰激凌或瑞士卷分成平时一半的量。
❷ 搭配煮糖豆或玉米片。这样就可以做成糖分减少一半，但口感不错的零食。

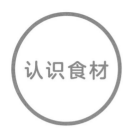

把食材自身的性质引入日常菜谱中吧

中医认为,食物都各自具有基本的性质,其中之一 被称为"五性",即"寒、凉、平、温、热"。"寒"令身体发冷,"热"令身体发热,最中间的是"平","凉"和"温"分别是比"寒"和"热"程度轻的内容。

让我们把食材的这种性质引入日常的菜谱中吧。

以性"平"的食物为中心,在寒冷季节或感觉身体冷的时候,多选用性"温"和"热"的食材,反之,在炎热季节或身体积蓄了过多热量的时候,多选用性"寒"和"凉"的食材。

另外,做菜方法也很重要。即使是同样的食材,由于加热作用也会使食材的性质有所变化。例如,冬天增加蒸、煮、炸的食物的量,就可以有效保持体温。

寒、凉	平	温、热
	处于"寒、凉"和"热、温"的中间状态	
使身体变冷		使身体变暖
黄瓜	卷心菜	韭菜
莴苣	红薯	蒜
西红柿	玉米	生姜
茄子	西蓝花	南瓜
猕猴桃	蘑菇	芜菁
荞麦	葡萄	栗子
小麦	苹果	桃子
紫菜	豆类	金枪鱼
羊栖菜	鲣鱼	竹荚鱼
蛤仔	鲤鱼	青花鱼
蚬贝	秋刀鱼	沙丁鱼
章鱼	乌贼	牛肉
螃蟹	鸡蛋	鸡肉
马肉	猪肉	鸡肝

小腿——人的"第二心脏"，通过走路来保持血液循环的通畅吧

一般认为，健康的秘诀在于血液循环的通畅。**因此被称作"第二心脏"的小腿的状态非常重要。**

血液被从心脏挤压出来并在全身循环，然后回到心脏。此时，比心脏位置高的血液在重力作用下较容易返回心脏，但下半身的血液若要返回，则必须克服重力的作用，此时，小腿就是把血液压回心脏的泵。

锻炼小腿重要的是每天要徒步一定的距离。但是，在接送宝宝上下幼儿园和补习班时，我们往往不知不觉就选择了自行车或汽车作为代步工具。使用自行车或汽车仅需要花几分钟的时间，如果跟孩子走路去的话就要花费几倍甚至几十倍的时间。但是，请您偶尔空出一点时间，跟孩子一

起走路去吧。早上太忙碌的话就下午走路，平时太忙碌的话就周末走路。

　　和孩子一起走路，不仅对健康而言很重要，在其他方面也很重要。一些平时面对面不好说出口的话，一边走一边说就会变得容易。在一起走路时，孩子说不定会坦率地说出在幼儿园或学校里不开心的事，交流会在不知不觉中变得更容易，即使不交谈，也可以一起欣赏周围的景色。

　　随着成长，孩子有可能会变得害羞，不再愿意跟妈妈一起走路。一想到不知道还能像这样手牵手一起走多久，我们就会意识到：这种经历是无可替代的。

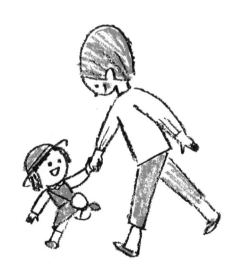

在自然中生活

为迎接下一个季节的到来，做好"身体准备"吧

中医认为人是自然界的一部分。在自然界，水、空气、大地、生物等元素都是相互关联、相互影响的，同时，相互之间也需要维持平衡。人的身体并不是每天都会保持相同状态，就像季节会发生变化，人的身体也总是发生着变化的。

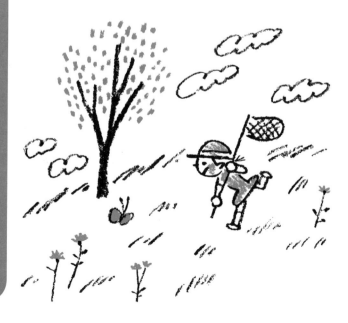

在季节转换之际，为了更好地应对、更好地生存，必须做好与季节相对应的"身体准备"。这就像是换装一样，在下一个季节来临之前，提前换装，做好准备。例如，天气逐渐变冷时，就要提前准备好冬天的衣服，穿上厚袜子、长筒袜，把常温的水换成热水或茶；日照变强容易出汗时，为了让身体不被夏天的暑气击垮，就要多摄取些南方的水果等，以帮助去除体内多余的热量。

当下一个季节真正到来之前，做好"身体准备"，就会帮助身体不被季节变化所击垮，整年都充满活力啦。

宝宝应该早睡早起

不管人类文明和社会如何进步，人始终是自然界的一部分，身体的运转节奏和构造始终是没有变化的。为了和自然环境相适应，就要按照自然的节奏生活，早晨早起，晚上早睡。如今，熬夜的孩子越来越多，这种不规律的生活容易导致自律神经失衡，交感神经活跃的话，会使手脚的末梢血管收缩，导致手脚冰凉、身体整体的免疫力下降。

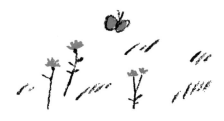

五季的生活方法

在中医理论中，把季节分为"春、夏、长夏、秋、冬"5个季节。下面的内容介绍了各个季节的特征和相对应的健康生活方式，以供参考。

春

从"阴"变化到"阳"的季节

特征：植物、动物、人类都开始慢慢"复苏"，充满生命力。

生活方式建议：由于"阳"不断上涨，上半身易出现不适，例如流鼻涕、喉咙痛、头痛等。此时身体容易失衡，"血"和"水"的循环容易不畅，尤其是作为"血液存储库"的肝脏容易受到影响，女性易出现浮肿或经血增多。这时，要多摄取醋或者梅干等有酸味的食物，以改善体内循环。

夏

一年中"阳"最为强烈的季节

特征：夏天又称"蕃秀"，此时"阴""阳"之气频繁交换，新生命快速成长。另外，此时一年中的"阳"气最为旺盛。

生活方式建议：注意早睡早起，日常多活动。通过运动出汗，可以排出肺部和心脏中累积的热气，预防秋咳。饮食方面，茄子、青椒、苦瓜等夏天的蔬菜自不必说，成人还可以把紫苏、野姜等作为调料适量摄入。建议您稍加一些酸味，以增进宝宝食欲。

长夏

通常指开始季节变化前的约18天

特征: 立春、立夏、立秋、立冬等即将开始季节变化前的约18天被称为"土用"。"长夏"是夏天的土用,是炎热且湿度高的季节。

生活方式建议: 掌管消化系统的"脾"负担加重,容易发生肠胃不适等症状,尤其是梅雨季节更要特别注意。由于湿气是自上而下流动的,所以这个时候人们经常会感到腿脚浮肿或无力。为了适应气候,可以尽量外出进行轻便的步行运动。

秋

"阳"开始衰弱的季节

特征: 自然界的万物开始紧闭,"气"的流动也由向外转为向内。

生活方式建议: 由于夏季活跃的表皮毛孔开始逐渐闭合,呼吸系统负担加重,容易患感冒。在"阳"开始衰弱的季节,为了补"阴",防止身体出现"燥邪"(由于干燥导致的不良影响),建议吃一些葱、姜之类的食物以增强"肺"的功能,还可以添加一些蜂蜜来滋润身体。建议多食用葡萄、苹果等富含水分的当季水果。

冬

为春天储备能量的季节

特征: 为春天储备能量的时期。请把之前季节中收获的果实收入仓库,悠然度过吧。

生活方式建议: 为春天做好基础体力的储备,注意不要在暖气等环境中过度保暖。另外,这一时期如果出汗过多,有可能导致"阳"气发散过度,会不断消耗自身能量,所以注意尽量不要过度运动、不要熬夜或太早起床,尽量让生活变得舒缓而健康吧。

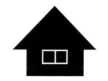

高桥家的育儿经❷

冰箱中

　　我家的冰箱里面，除了常备蔬菜以外，基本上都是花了一点心思制作的食物，例如，酸奶。我一般买没有任何添加物的纯酸奶，然后加上自己制作的果酱，最受欢迎的是苹果酱。我常会买很多苹果咕嘟咕嘟煮干，即便苹果上有些小瑕疵也没关系。煮苹果酱的时候，孩子们总是不厌其烦地过来察看"还没好吗？"甜甜的香味儿弥漫在整个家中，变成鲜艳的糖稀色的苹果酱不仅可以加在酸奶中，还可以放入红茶、热水、葛根汤中食用。当然，也可以加到咖喱或叉烧食品中，令饭菜更加可口。春天用草莓、夏天用蓝莓、秋天用苹果、冬天用柚子……建议您像我家一样，把当季食物自制成果酱，轻轻松松加入日常饮食中。

　　苹果酱的制作方法：

　　苹果 3 个、红糖 250 ～ 300 克、柠檬汁一大勺，全部放入锅中，煮至您喜欢的硬度。

应对麻烦的有效
穴位及调理

生活篇

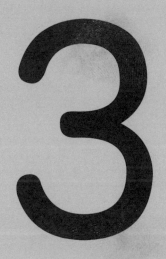

3

娴熟应对孩子的脾性和
日常生活中麻烦的秘诀

在超市里喊道："我要买那个！！"然后躺倒在地
仰天大哭的孩子，没能如自己所愿就大发脾气让人束手
无策的孩子……养育孩子就是一次又一次不如愿的过程。
你有没有这样发愁地说过："为什么就我家的孩子这么
麻烦呢？"

易怒、暴躁、睡眠程度浅……有关儿童脾气的烦恼
并不是一种疾病，其中的准确原因甚至难以得知，因此
应对它们是个难题。事实上，在育儿过程中最让妈妈们
头疼的不正是这些"小"麻烦吗？

因此，本章将举例说明如何利用中医的方法来应对
孩子的脾性和日常生活中遇到的"小"麻烦。预先知道
应对方法的话，就算在育儿过程中遇到棘手的情况，也
能从容不迫、冷静应对了。本章所介绍的都是简单便捷
的解决方法，请在日常的育儿中尝试使用。

夜里多次醒来

难以入睡

睡眠的烦恼

起床困难

调理 方法

在睡觉前通过按摩来放松孩子的心情

　　一般认为入睡和起床困难的孩子是因为气滞（参见 P16）所致，而夜里多次醒来的孩子则有气虚的倾向（参见 P14）。

　　当孩子难以入睡时，请好好给他洗个澡，并在睡觉之前揉搓他的肩胛骨内侧，有助于其血液循环通畅，身心放松。按压脚底处的"失眠"穴位同样具有明显的效果。孩子能够酣然入睡的话，早晨自然就更容易起床。

　　另外，关键是要让孩子在日间有充足的运动。"气""血""水"的良好循环可以帮助孩子拥有良好的睡眠。

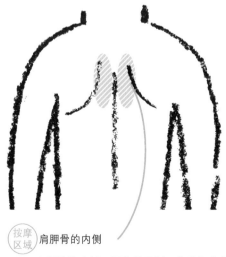

按摩 区域 肩胛骨的内侧

　　肩胛骨的内侧、脊椎的两侧。将此部位揉搓或焐热，可以使心情舒缓放松，安稳入睡。

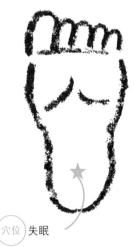

穴位 失眠

　　是个有助于改善失眠的穴位。请用大拇指用力按压此穴位。

　　位置 脚底的脚跟隆起部的中心位置

61

饮食

饮用牛奶汤来提高睡眠质量

提起促进睡眠的饮品，当属牛奶。建议您再放入有补"气"作用的胡萝卜和能增添香气、使人心情放松的洋葱，做一道富含蔬菜的牛奶汤吧。虾、柿子、菠菜等富含可提高睡眠质量的氨基酸（甘氨酸）的食材同样可用作汤料。

推荐食材
牛奶
胡萝卜
洋葱
虾
柿子

推荐菜谱 胡萝卜牛奶汤

① 把胡萝卜和洋葱切丝、翻炒。

② 加入水和固体汤料，并将其煮至柔软。

③ 加入盐、胡椒和牛奶，把汤煮沸片刻。

④ 放入搅拌机，搅拌至均匀，即可出炉。

生活习惯

养成在固定时间躺下休息的习惯

白天进行了充足的运动之后，要养成每天同一时间上床休息的习惯。重要的是，即便不能很快安然入眠，也不必太在意。如果身体非常疲劳的话，自然会睡得很香。

电视要按照主题和时间给孩子看

电视会对人产生很多刺激，长时间看电视会导致睡眠困难。因此，请先给孩子规定好主题和时间，让孩子在特定的时间看规定好的节目。

对婴儿夜间哭闹最有效的五个穴位

说到让哺乳期的妈妈们最困扰的事情，莫过于婴儿半夜哭闹而导致的睡眠不足，有时甚至会导致妈妈们出现育儿期神经衰弱。

一般认为，宝宝夜间哭闹是因为睡眠周期尚未形成以及日间的刺激所引起的，当然也不乏一些心理上的原因。妈妈对育儿感到不安，因为睡眠不足而变得急躁，这份不安和急躁会传递给婴儿，渐渐地陷入一种恶性循环。

为了结束这种负面连锁反应，下面将介绍一些对缓解婴儿夜间哭闹有效的穴位。给孩子刚洗完澡后，把孩子带到温暖的房间里脱去衣服，妈妈用温暖的手轻轻地按摩。这种按摩可以达到让妈妈和孩子双方都放松的神奇功效。每天坚持五分钟左右，夜间哭闹的情况就会慢慢消失。

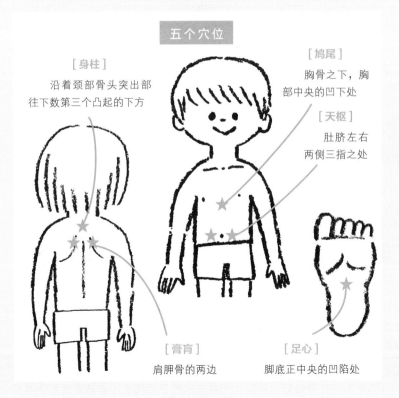

五个穴位

[身柱]
沿着颈部骨头突出部往下数第三个凸起的下方

[鸠尾]
胸骨之下，胸部中央的凹下处

[天枢]
肚脐左右两侧三指之处

[膏肓]
肩胛骨的两边

[足心]
脚底正中央的凹陷处

吃得太多

厌食

饮食的烦恼

挑食

穴位 足三里

是促进食欲平衡的穴位。请用手指用力按压。

位置 膝盖外侧凹陷处往下，宝宝手指的四指处

按摩区域 肚脐和胸骨尾部的中间

可以调整肠胃状况，使其运行顺畅。请揉搓或焐热此部位。

调理方法

清楚把握宝宝的体质类型和生活整体状态

食欲极其不振的宝宝常有气虚（参见 P14）的倾向，同时内心的不安和烦恼也会导致孩子食欲减退。应细心找到导致食欲减退的原因。

解决食欲不振和暴饮暴食的方法是相同的。建议您用手指用力按压具有促进食欲平衡的"足三里"穴。将肚脐和胸骨尾部之间的部位揉搓或焐热同样有效。

但也要注意，有些孩子本来就吃得不多；有些孩子吃得多，运动也多，可以把食物消化得很好。所以，不能仅仅围于饭量上，弄清宝宝的体质类型和生活的整体状态同样重要。

饮食

摄入调理肠道、排出体热的食材

吃得太多会引起胃热，因此建议您让孩子吃一些苹果、梨和香蕉等可以帮助排出体内余热、调理肠胃的食材。不过，降火的水果应该在每天阳气上升的时间段（日出到上午十点左右）适量进食。孩子食欲不振的时候，建议您用泡发香菇的汁水做一道鸡蛋汤给他食用。

饮食过量

推荐食材

苹果
梨
香蕉
番茄
豆腐

食欲不振

推荐食材

干香菇
梅干
杏仁

推荐菜谱　干香菇鸡蛋汤

❶ 前一天晚上将干香菇放入水中浸泡，以方便第二天早上使用。

❷ 把水煮开，放入剁碎的香菇。

❸ 放入搅匀的鸡蛋液。

❹ 放入盐和胡椒调味。

要以宽容的态度看待孩子的挑食

应对孩子的挑食，用搅拌机打碎食品等窍门也很重要。但是，一味说"很有营养的，快吃吧"等勉强让孩子吃的话，只会让孩子对食物越发厌恶。很多情况下，挑食现象会随着年龄增长自然而然地消失，因此要用宽容的态度看待这个问题，耐心等待孩子自我解决。但要注意的是，即使是讨厌的食物也要不断地做给他吃。慢慢地，孩子就会觉得"那个孩子吃得那么香，说不定我也能吃"。

易怒便会变得暴力

一不如愿就随处仰天躺倒大闹

易 怒

非常任性

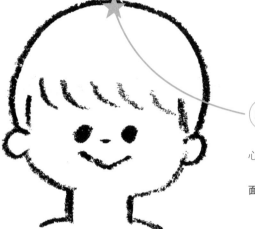

穴位 百会

缓解兴奋和愤怒的情绪，让心情安定下来。

位置 两耳尖环头顶的连线和面部纵向正中线的交会处

刺激头部顶端的"百会"穴，分散愤怒之"气"

调理方法

一般认为，易怒是因为"肝"运行不畅所导致的。"肝"是统领"气""血""水"的器官，一旦三者平衡被打破，人们就无法有效地控制情绪。

中医中，有效缓解此类症状的方式是刺激头顶的"百会"穴。这样做可调整自律神经，使人心情安定。

另外，巧妙地分散孩子的怒气也极为重要。比如，可以在包里常备一个由一束牙签绑成的牙签灸（参见 P37），在孩子发脾气的时候，试着在百会穴上咚咚敲两下。孩子可能会被这突如其来的敲击吓一跳，愤怒之"气"也会随之消散。

| 饮食 | 用含有香味的食材促进"气"的循环吧 | 推荐食材 |

推荐食材

蜂蜜

柑橘类
（柚子、柠檬等）

紫苏

鸭儿芹

芹菜

用含有香味的食材促进"气"的循环吧

易怒是由"气"在体内停滞所引起的。建议您摄入带有香味的可促进"淤塞之气"运行的食材。可以将柚子切成大小适中的块，用蜂蜜腌渍，制成蜂蜜酿柚子。这既可以作为宝宝的零食，也可以放在热水中冲泡成柚子茶，大人还可以兑酒做成柚子鸡尾酒。

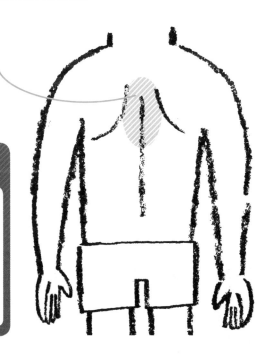

按摩区域 肩胛骨内侧

位于肩胛骨内侧，脊骨的两侧。揉搓至温热，可在一定程度上消除急躁的情绪。

■ 用点心等甜品来哄小孩开心

病字框里加一个甘字就是"疳"。吃甜点心、喝甜饮料太多的话，会引起情绪急躁和夜间哭泣。所以，孩子不听话的时候，用甜品去哄，反而会起到负面作用。

用矿泉水瓶暖水袋进行调理

准备一个矿泉水瓶暖水袋（参见 P41），在肩胛骨内侧滚动温暖此区域，可消除急躁的情绪，使心情放松。

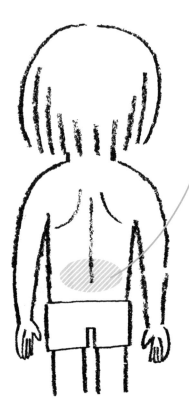

不能集中注意力

常常发呆
没有精神

没有干劲儿

爱抱怨
易疲劳

按摩
区域 **细腰部**

　　腰部的最细处，从脊柱向外宝宝手指的两指处。按摩这一区域，有促进肾脏运行、调理自律神经、恢复身心精力的功效。

调理
方法 **恢复精力重在充实体内之"气"**

　　孩子发呆没有精神的时候，首先应该检查身体是否有异常。这种状况有可能是身体不适所致。如并非上述原因，可考虑是否因为心中有所焦虑或烦恼，抑或是因学习而感到压力等原因引起的。

　　如果这种状态持续下去的话，"气""血""水"将会变得虚弱，演变成慢性的话，就会导致"气滞"，造成免疫力低下。

　　若要恢复精力，则必须充实"气"。可按压脚底的"涌泉"穴，或揉搓、焐热细腰部等都是颇有疗效的方法。

鸡肉和佐料相结合用以补"气"

饮食

建议您用可以补充体力的鸡肉以及耐饥的糯米做一道"简便参鸡汤风味粥",把汤料放入锅内,用火熬制即可,简单不费工夫。紫苏、梅干和鸭儿芹可以作为佐料使用,坚持食用,"气"的循环就会变得通畅起来。

推荐菜谱 简便参鸡汤风味粥

① 用水泡糯米。

② 把糯米和适量的水、生姜、枣以及鸡翅放入锅里,盖上盖子。

③ 把鸡翅煮至软熟,根据喜好用盐调味。用梅干和鸭儿芹作为佐料。

推荐食材

鸡肉	紫苏
梅干	鸭儿芹
生姜	枣

（穴位）涌泉

被称为"一按压生命之泉就会喷涌而出"的穴位。刺激这一穴位,身体内部会涌出生命的能量。

位置 脚趾向内弯曲时脚底的凹陷处

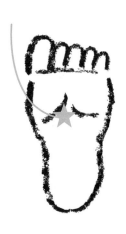

向您推荐逆腹式呼吸

逆腹式呼吸是一种可促进身体血液循环、调整身心节奏的呼吸方法,采用逆腹式呼吸可有效应对儿童精神不振的状态。

① 让孩子仰面躺下。

② 妈妈把手放在孩子的肚脐下部。

③ 用鼻吸气十秒钟,同时让孩子吸住肚子。

④ 呼气十秒钟,同时让孩子挺起肚子。

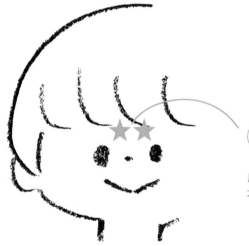

視力低下

看电视、电脑，玩
游戏、手机过多

眼睛的烦恼

夜晚学习所导致的
眼睛疲劳

穴位 攒竹

是治疗视力低下的穴位。
用拇指和食指轻轻按压。注意
不能按到眼球。

位置 眉头稍凹陷处

眼睛疲劳和视力低下是"肝"疲劳的表现

调理
方法

　　电视、游戏、电脑、智能手机、夜间的备考学习……
现在的孩子们被困在各种致使眼疲劳的因素内。中医认
为眼睛的疲劳和"肝"有密切的关系，"肝"具有造血、
调整血量的功能，如果肝的功能退化的话，视力也很容易随之变得低下。
揉搓或焐热与"肝"对应的肩胛骨下侧部位，有助于消除眼疲劳；按压
位于眉头的"攒竹"穴，对消除眼疲劳同样有效。

饮食	**蓝莓和枸杞子效果不错**

食用蓝莓干和枸杞子等对于缓解视力低下具有很好的效果。可以直接食用，也可以放入温热的红茶中调制成缓解视力疲劳的饮品，甚至可以加一些黑糖增加甜味，放入明胶使其凝固，做成适合孩子当作零食食用的红茶果冻。

生活习惯	**关键在于日常的眼部护理**

无视眼睛的疲劳，会让视力越发低下，所以日常眼部护理非常重要。在这里介绍两种有效的护理方法供您选用。

按摩区域　肩胛骨下侧

这一区域是和眼睛有紧密关系的"肝"所对应的部位。搓至暖热，即可缓解眼睛疲劳。

推荐护理方法

❶ 毛巾热敷消除眼睛疲劳

用水浸湿毛巾后放入微波炉加热一分钟（功率500瓦）。闭上眼睛，把毛巾放上去，热敷双眼，眼睛疲劳就会消除。不过请注意毛巾的温度，防止烫伤。

❷ 眼球运动和按摩

眼球操：上下、左右、斜向地活动眼球，并让眼球每次在眼眶边缘停两三秒。在闭眼状态下进行的话，效果更佳。另外，在眼睛周围有很多穴位，您也可进行眼部按摩。以触摸时感到舒服的地方为中心，用指尖轻轻地按压。

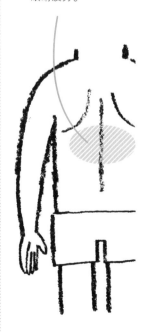

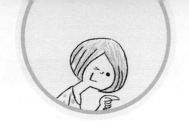

中医还是西医？怎么选？

　　西医的基本治疗方法就是针对具体症状进行相应治疗，即"对症下药"，例如，皮肤瘙痒的话就涂上类固醇软膏、防止组织胺生成和释放的抗过敏药，发烧了就用退烧药……与之相反，中医则主要采用根治疗法，为什么皮肤会发痒？为什么会流鼻涕？为什么会发烧？通过探究症状出现的原因来治疗疾病。总之，中医是一种擅长改善体质、治疗身体根本，即"根治疗法"的医学。

　　根据症状，活用中西医的长处，将其合二为一将会如何？西医可以抑制正在发作的痛苦症状，中医则可以试着改善引起过敏症状的体质。

　　通过阅读本章，可大致掌握自己孩子的体质，并通过改善生活习惯、调整饮食、按摩穴位来改善体质。在改善体质过程中也许会遇到无法快速见效的情况，但会在反反复复中逐渐好转。另外，让专家诊断，或者借助中药、小儿灸的帮助效果也不错。 在日本，可以出售中药的保险医疗机构逐渐增多，越来越多的人开始尝试向其进行咨询。乍一看这貌似是绕弯路的做法，但实际上却是迈向健康的最佳捷径。

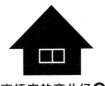

高桥家的育儿经❸

说说谚语吧，
育儿瞬间变轻松

　　妈妈总是很忙碌，一旦急躁起来，平时能笑着看待的事情也会变得让人恼火。我也是这样的妈妈，我讨厌这样的自己，为什么不能以平和的情绪来面对孩子呢？于是我想到了"谚语育儿"。例如，在孩子们开始吵架，谁也不让着谁没完没了的时候，强忍着想要骂"你们好吵"的怒火，走到两个人中间，说："退一步……"于是，孩子们就会异口同声地说到："海阔天空！"两人便开始争相退让。母亲想要表达的内容其实并不多。

　　"在短时间内用简洁的语言简单地表达"——这虽然是件非常简单的事情，但是在尝试的过程中，慢慢地就会发现为什么自己常常会控制不住情绪骂孩子。通过这种方法，孩子们还在不知不觉中学会了谚语，可谓一举两得呀。

应对麻烦的
有效穴位
及调理

麻烦篇

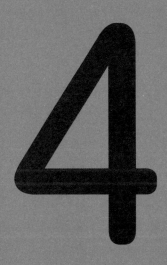

根据身体状态和精神状态
区分六种健康类型

　　每天看着宝宝，通过观察他们的表情、举止和情绪，就会发现宝宝们身上发出的各种暗示。如果养成仔细观察并判断的习惯，就能大致判断出是在家中观察静养就能治好，还是应该去看医生，或者该叫救护车了。久而久之，就会对自己的判断产生自信，通过不断积累经验，也能获得对育儿的自信。

　　本章主要总结应对儿童身体不适时的有效调理方法。中医不仅在症状出现前的预防中可以发挥很好的作用，在症状出现后也有良好的相应解决方案。另外，如能根据情况运用中西医方法结合治疗，效果会更好。

　　不过，在症状严重和身体状况异于平常时，应该尽早就医。

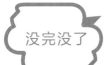

咳嗽、流鼻涕

没完没了

吸溜吸溜

感冒初期症状表现为咳嗽和鼻涕多。
感冒初期是治疗的关键时期，
尽早调理，切忌拖延使病情恶化。

调理方法

感冒是"百病之源"，尽早调理勿拖延

咳嗽、流鼻涕和鼻塞等都是感冒初期的症状，虽然不至于去医院，但是千万不可疏忽。因为感冒是"百病之源"，所以请在初期认真治疗，切不可拖延。

缓解咳嗽症状的有效穴位是咽喉处的"天突"穴。按压"天突"穴，可以使呼吸道得到放松、调整呼吸。当孩子吸溜吸溜鼻涕流个不停的时候，按压"巨髎"穴，可以起到应急处理作用。把肩胛骨和脊椎之间的区域揉搓至暖热同样也可以有效缓解咳嗽和流鼻涕的症状。

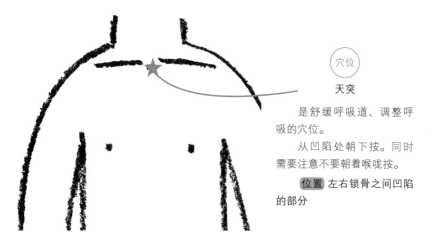

穴位

天突

是舒缓呼吸道、调整呼吸的穴位。

从凹陷处朝下按。同时需要注意不要朝着喉咙按。

位置 左右锁骨之间凹陷的部分

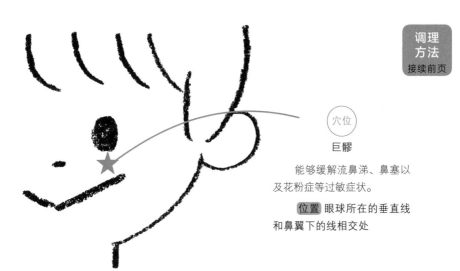

调理
方法
接续前页

穴位

巨髎

能够缓解流鼻涕、鼻塞以及花粉症等过敏症状。

位置 眼球所在的垂直线和鼻翼下的线相交处

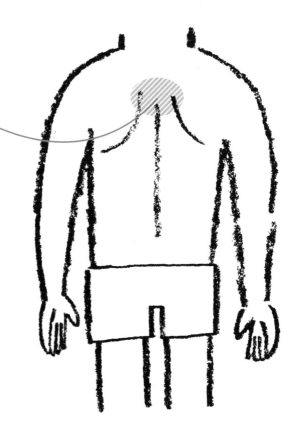

按摩区域

肩胛骨的内侧和脊椎的中间一带

具有调整呼吸、平复心情的作用。咳嗽不停和鼻涕不止的时候，请揉搓或焐热这个部位。通过轻压、揉搓或者焐热的方式，可缓解流鼻涕和鼻塞的症状。

通过润"肺"缓解咳嗽

饮食

说起有效治疗感冒的食材，首先推荐的就是韭菜和大葱，它们对治疗咳嗽和流鼻涕也很有效，可以在做菜的时候多放一些。具有润"肺"作用的山药也值得推荐。可将山药磨碎之后，加入韭菜和大葱一起烙成饼，即可做成宝宝最喜欢吃的煎饼。由于山药是种过敏性极强的食物，所以易过敏的宝宝一定要注意。

推荐食材
山药
韭菜
大葱
生姜
白萝卜
蜂蜜

推荐菜谱

山药韭菜煎饼

❶ 将山药磨碎，将韭菜切碎，剥掉虾皮。

❷ 将上面的食材混合，加入鸡蛋液，搅拌在一起。

❸ 平底锅加热，放入搅拌好的食材，摊成饼状。

❹ 淋上日式高汤酱油就大功告成了。

用精油芳香来缓解症状

吸入芳香的精油熏香，对咳嗽、流鼻涕和喉咙痛等症状，可起到有效缓解的作用。

❶ 在洗脸盆里倒上热水，在热水中滴入一滴精油。建议您使用含有抗菌杀菌功能的桉树精油和茶树精油。

❷ 将毛巾盖在脸上，缓缓吸入徐徐上升的蒸汽。

 咕噜咕噜

 硬邦邦

腹泻便秘

大肠蠕动变得迟缓，容易导致腹泻和便秘。
通过调整每天的饮食和生活习惯，改善肠内环境吧。

按摩区域 肚脐周边

通过揉搓或焐热腹部的方式，可以调整大肠的状态，缓解腹泻、解决便秘的问题。

穴位 足三里

调节肠胃蠕动，缓解腹泻，解决便秘。
位置 膝盖外侧凹陷处往下，宝宝手指四指处

调理方法 **通过按摩肚脐周边来调整肠胃状态**

饭后排泄是人类的自然行为，顺畅的排泄对于健康来说不可或缺。一般认为，腹泻和便秘的调理方法相同。按压"足三里"穴，可以促进肠胃蠕动，按摩或焐热肚脐的周边同样有显著效果。很多便秘和腹泻是因为腹部着凉引起的，所以平时在生活中要注意别让腹部受凉。

腹泻喝粥，便秘吃苹果

饮食

腹泻时，必须让宝宝摄入有益肠胃的食物。一碗热乎乎易消化的粥，可以让肠胃得以慢慢调养。

便秘时，建议吃富含纤维的食品。苹果中富含的果胶既有调整肠道状态的作用，也可软化硬结的粪便。

日常饮食中需要有意识地锻炼肠胃。只吃易消化的食物会造成消化能力低下，但总吃难以消化的食物，则会导致消化困难，所以要多吃豆类和海藻等富含食物纤维的食品，锻炼消化能力。

便秘时	腹泻时
推荐菜谱	**推荐菜谱**
蜂蜜蒸苹果	山药鸡蛋粥
❶ 把苹果切成薄片。	❶ 先用砂锅煮粥。
❷ 涂上蜂蜜和黄油。	❷ 将山药磨碎，用高汤酱油调味。
❸ 放入微波炉中，加热至其柔软。	❸ 把山药和搅匀的鸡蛋倒入粥中，加入芝麻油。
	❹ 盖上盖子，稍煮片刻即完成。

生活习惯

利用股关节的伸展运动来刺激肠道

利用股关节的伸展运动来刺激肠道，以达到通便的效果。让宝宝仰卧，抬起、放下膝盖，放松股关节区域。如果是婴儿的话，推荐参加爬行比赛等全家同乐的运动。

推荐调理方法

针对便秘做"の"字按摩

与孩子面对面坐下，在宝宝肚子上画"の"字形进行按摩。注意，最后要稍微用力按一下直肠部。另外，建议每天早上喝一杯白开水，促进肠道蠕动。

发烧

心情不好

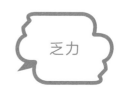

乏力

发烧是身体正和细菌、病毒做斗争的信号，
会出现体温上升、水分减少的症状，
要充足地补水哦。

穴位 大椎

具有保护身体不受风邪侵犯、降低体热的效果。

用暖水袋和魔芋贴保暖。

位置 脖子前倾时，颈后部突出的那块骨头下面的凹陷处

调理方法

温暖颈后，驱除风邪

换季的时候，如果身体无法适应冷暖变化，就容易造成发烧。一旦发烧，肩胛骨和脊椎之间的区域就会变得僵硬，请通过揉搓、按摩这个区域使其放松。用暖水袋或魔芋贴热敷颈后的"大椎"穴，同样有很好的效果。"风邪"会阻碍身体机能运作，而按压"大椎"穴则可以有效防止风邪。

按摩区域

肩胛骨内侧和脊椎之间

热敷这一区域会使呼吸变得通畅。患感冒后，这一部位会变僵硬，可揉捏使其放松。

饮食	## 利用白萝卜的解热作用

发烧时要多吃能够分解体热的白萝卜。例如，可以用热水冲服已用蜂蜜腌透的白萝卜和生姜。这道"白萝卜蜂蜜汤"口味甘甜，小朋友们乐于饮用，值得推荐。因为耐存储，预先做好备着，随时冲泡也很方便。用茶冲泡萝卜泥和生姜，调制成"白萝卜汤"，也十分适合成人饮用。

推荐菜谱

白萝卜蜂蜜汤

❶ 白萝卜和生姜洗净，不去皮，切成方块。

❷ 把切好的食材放进瓶子里，倒入蜂蜜，腌制。

❸ 根据自己喜好放置半天以上，用热水冲服。

感冒初期可进行足浴和足部按摩

在足冷头热的不平衡状态时，建议泡脚（参见P47）和进行足部（从脚底朝着腿肚子方向）按摩，促进血液循环，把上半身的积热转移到下半身，使体温获得平衡。不过请注意，该方法适用于感冒初期病症较轻的时候，高烧时反而会起到负面作用，不建议使用。

利用"豆腐贴"来降温

利用豆腐的解热作用制作"豆腐贴"，贴在额头等发热的部位，可以降温。

❶ 把嫩豆腐滤掉水分，加入面粉后搅拌，去除水分。

❷ 将搅拌好的豆腐面粉铺在保鲜膜上，做成湿布状（厚度约一厘米）。

❸ 将保鲜膜裹紧，再用擦手巾等薄棉布包起即可。

※ 豆腐贴要用保鲜膜和薄棉布紧紧裹住。注意不要因睡着而导致豆腐撒在被子上。

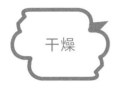
干燥

皮肤干燥

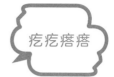
疙疙瘩瘩

孩子要到七八岁时皮肤功能才能发育完善。
在孩子的皮肤功能完善之前，
一定要加强保湿等防护措施。

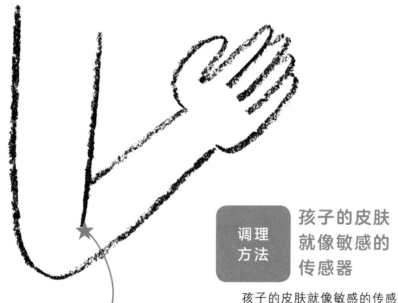

穴位 曲池

是一个可以抑制肌肤炎症、提高免疫力的穴位。对特应性皮炎同样有效。

请用手指用力按压刺激穴位。

位置 肘关节弯曲时的那条横着的皱纹的最外边

调理方法

孩子的皮肤就像敏感的传感器

孩子的皮肤就像敏感的传感器，一旦某个部位出现异常，皮肤就会释放出干燥、变红、变冷等各种信号。应对皮肤问题有效的穴位叫"曲池"穴，按摩这一穴位可抑制肌肤炎症。另外，揉搓肩胛骨和脊椎之间的区域可有效促进新陈代谢，排出体内垃圾。

生活习惯

提高肌肤的防护功能

通常，孩子的皮肤功能在七八岁时才逐渐发育完善，在此之前都是皮肤功能未发育成熟时期，所以应当首先考虑保湿调理，需要强化保护健康肌肤、抵制内部异物入侵的"防护机能"。

另外，中国有些地区和日本一样，地处高温多湿的区域，容易导致肌肤出现问题。如果您生活在这些地域，建议您通过适度的运动，使体内的水分和余热顺畅排出。

按摩区域

肩胛骨下方到腰之间的区域

这是可以促进新陈代谢，帮助排出体内垃圾的穴位。请揉搓或焐热。

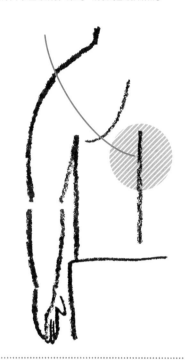

饮食

促进排出体内垃圾

南瓜富含可使肌肤和黏膜强健的维生素 A、B、C，薏米和豆浆具有帮助排出体内垃圾的功效。推荐您食用以南瓜、薏米、豆浆为食材的饭菜。将这些食材一并放入搅拌机中磨成汤状，一碗满满美肌成分的汤就大功告成了，也十分适合妈妈们饮用。

推荐菜谱

南瓜薏米汤

❶ 南瓜放入蔬菜高汤（市场买来的成品即可）中煮软。

❷ 把煮好的南瓜和蔬菜高汤放入搅拌机内磨成汤状。

❸ 倒入锅中，加入豆浆和煮好的薏米。

❹ 加入食盐调味。

尿床

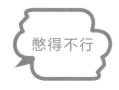

膀胱的功能到孩子七八岁时才能发育完善。
源于周围的压力过大可能会导致孩子尿床，切忌慌乱。

穴位 中极

能把膀胱的状态传达给大脑的穴位。请多揉搓或焐热这一区域。

位置 身体正中间的线上，耻骨往上宝宝拇指的一指处

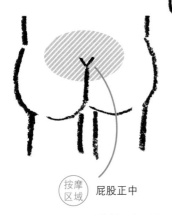

按摩区域 屁股正中

尾骶骨上面的倒三角形处，在中医上，这个区域被称作"人体健康的基石"。请多揉搓或焐热这个部位。

调理方法

给臀部和肚脐按摩，试试温柔的"亲肤育儿法"

大多数时候，我们在感到小便"要出来"的时候，大脑才发出命令催我们去厕所，但是这个功能要到孩子七八岁时才能完全发育成熟。因此，要用平和的心态看待宝宝尿床这件事，就算宝宝尿了床也不要责骂他。揉搓宝宝屁股正中央附近的骶骨和肚脐下的"中极"穴，用温柔的"亲肤育儿法"进行调理吧。

饮食	通过规律饮食 预防尿床

请让孩子有规律地按时进食三餐，晚餐要在睡前三四个小时内吃完。睡前将小便排净。傍晚之后就要注意控制水、水果以及甜品的摄入。"黑芝麻酱饼"可以有效预防尿床，是宝宝零食的不二之选。

推荐食材
牛奶
芝麻
饼子
山药
核桃

推荐菜谱

黑芝麻酱饼

❶ 把牛奶、黑芝麻酱以及黑糖放入锅内搅拌，并以弱火加热。

❷ 黑芝麻酱一旦溶解，请立即关火。

❸ 加入少许淀粉，搅拌均匀，再开火。

❹ 搅拌至和糯米糕相当的硬度，关火。

❺ 将食材盛出放到方平底盘上，等余热散尽后放入冰箱。切成一口的大小，撒上黑芝麻就完成了。

生活 习惯	冷冻食品需节制

经常尿床的宝宝大都喜欢喝冷饮或者吃冷的食物，这种饮食习惯会造成宝宝体寒。傍晚过后，应该避免冰冷食物和饮品的摄入，另外，养成早睡早起等良好的生活习惯也很重要。

用肚围给腰腹部保暖

寒凉是尿床的"好朋友"。就算是在夏天，也要注意给腰腹部保暖。宝宝睡觉时常常也"不老实"，爱踢被子，所以建议您给宝宝戴个肚围再让他入睡。冬天时，建议让宝宝抱个暖水袋睡觉。

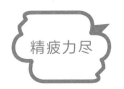
晕动病

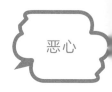
晕动病是孩子三岁到中小学时期的多发症。
好好调理身体状态，注意通过刺激穴位进行预防。

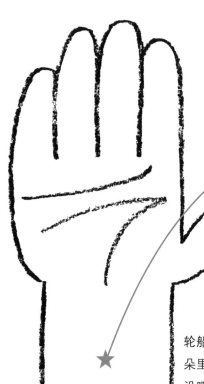

（穴位）内关

在乘坐交通工具前 20 分钟，按压
或按摩此处，可以预防晕动病。

位置 手腕根部朝着肘部的方向
向下宝宝手指的三指处

调理
方法

按压手腕内侧的
"内关"穴进行预防

晕动病的发生是由于交通工具（汽车、
轮船、飞机等）的晃动和速度刺激到了耳
朵里的半规管。"前一天因为太期待了而
没睡着"导致的睡眠不足、由于紧张引起
的身体不适等也容易引发晕动病。按压手
腕内侧的"内关"穴，对于晕动病的预防
和症状缓解都很有效，请一定要记住它。

饮食

乘车前既不能过量进食也不宜空腹

乘车前饮食过量固然不好，但什么都不吃也很危险。推荐您出发前适当吃些"柚子酱"，配上面包稍稍吃一点会有帮助，也可以将柚子酱兑入热水，倒进水杯里随身携带。

推荐菜谱

柚子皮果酱

① 把柚子皮和果肉分开。

② 把皮切成边长5毫米的方块，果肉放入食品加工器里磨成酱。

③ 加入三温糖，用小火煮干即可。

编者注：三温糖是日本特产的一种糖品，是黄砂糖的一种，常用于日式甜品的制作。三温糖是用制造白糖后的糖液制成的，色泽偏黄，甜味浓。

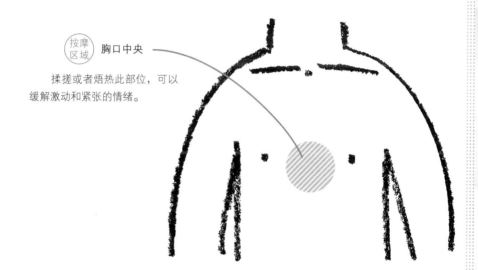

按摩区域 胸口中央

揉搓或者焐热此部位，可以缓解激动和紧张的情绪。

推荐调理方法

利用"米粒创可贴"预防晕动病

在上一页介绍的"内关"穴上放一粒米，并用创可贴固定住，便可预防晕动病。如果这么做后仍感到难受，可用大拇指稍稍用力按压此穴位五次。

用薄荷味来提神

滴两滴薄荷油在手帕或毛巾上随身携带。如果感到身体不舒服，就取出闻一闻，缓缓地闻吸。薄荷香可以缓解呕吐和恶心的症状。

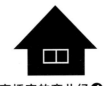

高桥家的育儿经❹

相信自己，
找到最恰当的医疗方法

　　中国和日本一样，个人只需承担较低费用就可享受高水平的公共医疗服务，这无疑是社会进步给人们带来的福祉。

　　高水平的公共医疗服务对于家有易患病宝宝的母亲而言是莫大之幸。但不能把这样的福利当作护身符一样过分依赖，大量取药、存储不必要的药品、为确认孩子是否已经痊愈而去做没必要的检查……"不用自己花钱呀""为了孩子嘛""备了药才安心啊"这样的心情当然可以理解，但是身为妈妈的我们，辛苦地生下了宝宝，就不能把如何医治患病宝宝的决定权轻易交给他人，还是让我们自己来决定吧。

　　当宝宝患病时，妈妈要想能够正确地决定给宝宝的医疗方式，除了要具备一定的医学常识，锻炼自己身为母亲的直觉尤为重要，在相信宝宝的同时，也请相信生下宝宝的自己。

妈妈充满活力，
宝宝才能充满活力

妈妈调理篇

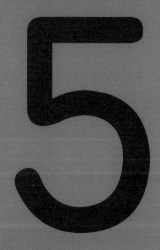

神秘数字"7"是女性的身体产生变化的周期数

　　中医中自古就有一种说法，认为女性的身体会以七年为一个周期，发生变化，而男性的身体变化会以八年为一个周期。中医古籍上认为，女性"7岁时长全头发和牙齿，14岁时迎来初潮，21岁时身体成长发育完成，28岁时身体机能和生殖能力达到顶峰，35岁时皮肤和头发开始衰弱，42岁时白发增多，49岁时即将闭经"。按照这样的说法，无论社会或女性的生活怎样改变，女性身体的变化规律都不会有大的改变。

　　另外，在中医中甚至有"男性由'气'而生，女性由'血'而生"的说法，认为女性的身体阶段被月经所间隔开，身心的状态受到月经的极大影响。感觉身体不舒服的时候，不妨首先调节妇科系统的功能，来帮助调整身体状态。

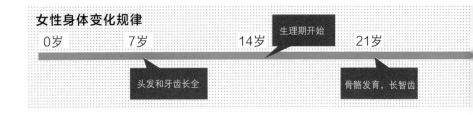

女性身体变化规律

| 0岁 | 7岁 | | 14岁 | 生理期开始 | 21岁 |

头发和牙齿长全　　　　　骨骼发育，长智齿

人的一生经常被比作蜡烛。一支新蜡烛在燃烧中溶化，变得越来越短，火焰也越来越小，直至熄灭。女性在生育时需要大量能量，就像蜡烛火焰大，才更易燃烧一样。因此，一般认为，女性 28 岁左右时身体机能和生殖功能都处于最佳状态，这一阶段是女性的最佳生育期。高龄生育的话，就等于让已经变短的蜡烛再次燃烧大的火焰，需要耗费大量体力，甚至对更年期也会产生负面影响。

　　但是，只要是成年人，不管什么年龄，生育都是改善身体机能的机会。 随着孩子的出生，妈妈的生活也得到了重新设定。重新审视不规律的生活、思考饮食的平衡，跟宝宝一起培育强健的身心吧！

　　本章汇集了妈妈在育儿过程中有可能遇到的各种烦恼和相应的调理方法。为了养育健健康康的宝宝，妈妈首先要充满活力，即使在忙碌的日子里，也请务必留出时间善待自己。

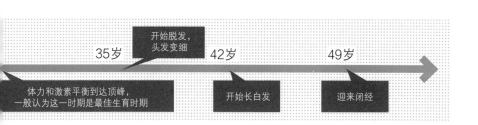

妈妈常会因为宝宝任性、哭闹产生急躁情绪……无法保持从容镇静的心情

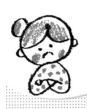

"气"通畅，急躁情绪就能得到化解

在育儿过程中，很多事情不能如自己所愿，所以妈妈自然会产生急躁情绪。如果把急躁情绪日常化就可能会让"气"停滞而出现"气滞"（参见P16）状态。总是情绪急躁，就会让紧张状态持续，进而导致"气"淤塞，不仅会导致心情不好，也会给身体造成巨大负担。想办法巧妙地让"气"循环起来，消除急躁情绪吧。

当血液急速上升到头部时，按摩能令"气"和"血"通畅的"太冲"穴可以收到很好的效果；处于紧张状态，无法保持从容镇静时，用手掌揉搓或按压胸部中间的区域可以有效缓解紧张。

还可以把喜欢的香氛喷洒在胸前。西柚或柠檬等柑橘系列的香味可以促进淤塞的"气"循环。

急躁情绪也可能是疲劳过度引起的"气虚"（参见P14），不妨利用可以扩张脚趾的工具把脚趾张开，然后脚心紧紧贴住大地，吸收大地的能量。

如果睡眠不足或休息不够，肯定会引起体力下降，必然会导致心情无法从容镇定，产生急躁情绪也就是理所当然的了。这时候，请注意不要过度劳累，不妨制造一些"偷懒时间"。

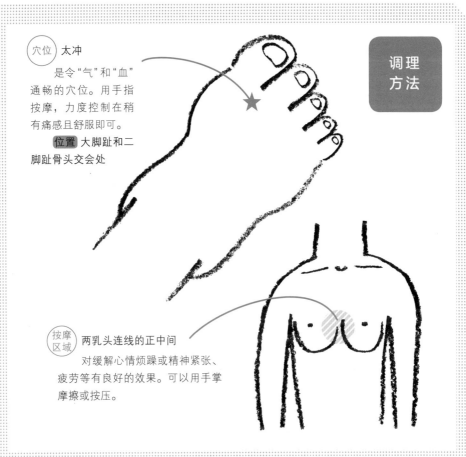

穴位 太冲

是令"气"和"血"通畅的穴位。用手指按摩，力度控制在稍有痛感且舒服即可。

位置 大脚趾和二脚趾骨头交会处

按摩区域 两乳头连线的正中间

对缓解心情烦躁或精神紧张、疲劳等有良好的效果。可以用手掌摩擦或按压。

生活习惯 **充分张开脚趾**

可以利用足部美容时扩张脚趾的工具充分张开脚趾，让脚掌紧贴大地，脚底的"涌泉"穴就能够充分吸收大地的能量。

饮食 **利用有香味的食材消除急躁情绪**

在饭菜中加入一些有强烈香味的食材，可以让淤塞的"气"得到更好的循环。向您推荐一款在平时食用的蔬菜沙拉中加入西柚的菜谱。

推荐食材	
西柚	胡椒
鸭儿芹	

产后无论做什么都容易疲劳……
想恢复衰弱的体力

多用黑色食材补充"肾气"

生产是把母亲的生命之力分给孩子的巨大工程，尤其是高龄生育的妈妈，在自己体力开始衰弱时，还要被宝宝分去一部分体力，所以当然会容易疲劳。

中医把内脏统称为"五脏六腑"（参见 P110）。"五脏"就是"肝、心、脾、肺、肾"，女性生育时所消耗的是储存维持生命和成长所需的"肾"内之"气"。为了恢复体力、消除产后疲劳，就需要积极摄取可以补"肾"的食材。

每种食材都有各自的基本性质，可以根据"青、红、黄、白、黑"五种颜色进行分类。它们分别与五脏相对应，即"青→肝、红→心、黄→脾、白→肺、黑→肾"。

为了补"肾"，需要积极摄入黑色食材。例如黑豆、黑芝麻、羊栖菜、古代米等。

另外，按摩手掌正中的"劳宫"穴也可以有效缓解疲劳。这个穴位又称"疲劳宫"，可以调整自律神经、缓解身心疲劳和倦怠感。

在劳累没有干劲儿的时候，焐热肚脐正后方背部区域也有很好的效果，可以调整易停滞的"气"的流动，恢复身体活力。

编者注："古代米"指的是"自古以来就有栽种""保留着古代野生种形态"的米；多指红米、黑米、紫米等有色米。

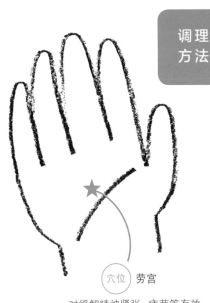

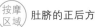按摩区域 肚脐的正后方

调理方法

是调整容易停滞的"气"和"血"的流动，提高气力和体力的穴位。可以用暖水袋（参见 P40）或魔芋贴（参见 P42）等加热。

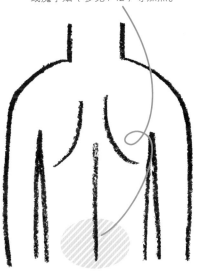

穴位 劳宫

对缓解精神紧张、疲劳等有效。用手指按压，力度以稍感疼痛且舒适为宜。

位置 手掌正中间

生活习惯

"暖宝宝"对肩膀酸痛和腰痛有良好效果

建议因为抱孩子产生肩膀酸痛时在胸罩的肩带处、苦恼于产后腰痛的妈妈在内裤腰口橡皮筋处夹上"暖宝宝"。通过加热局部皮肤改善血液循环，消除酸胀和疼痛。

※ 请把暖宝宝用布包好，不要直接接触皮肤，以防止低温烫伤。

饮食 提高"肾"的活力

在中医理论中，"肾"掌管生命、成长、生殖等必要的能量，与生殖功能和生理功能关系密切。为了产后的体力恢复，推荐您食用可以补肾的褐色食材。

推荐食材	
黑豆	羊栖菜
黑芝麻	虾
古代米	章鱼

妈妈的烦恼 **3**：妇科疾病

艾灸缓解女性百病的"三阴交"穴

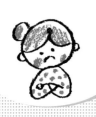

减轻严重的痛经和月经不调等烦恼

中医理论中，月经就是排出体内的代谢物和多余的血液，对女性来说就像每月一次的排毒。女性的生理烦恼，有可能是由于寒症引起的体内循环不畅。体内循环不畅通的话，代谢物就不能完全排出，就有可能导致身体出现各种问题。

掌管生理、可以解决所有女性烦恼的是"三阴交"穴。 按摩这个穴位可以缓解女性生殖或泌尿系统的诸多问题。在这一穴位施以艾灸，或用暖水袋、魔芋贴等加热，就可以减轻症状。

另外，腿的内侧被称为"血液通道"，按摩这一区域也有助于改善月经不调。

在饮食方面，建议您摄入些含醋制作的饭菜。一般认为，醋有助于改善血液循环，还具备有效吸收、缩小肌瘤的功效。

同时，锻炼骨盆底肌肉群也对治疗妇科疾病有良好的效果。所谓骨盆底肌肉群，是指从下面支撑膀胱、子宫、直肠等骨盆内的内脏，以及包围着尿道、阴道、肛门等的肌肉群。锻炼这些肌肉群，可以令骨盆内部的血液和淋巴运行通畅，有利于调整子宫和卵巢的环境。右页介绍了有效的训练方法，请一定尝试一下！

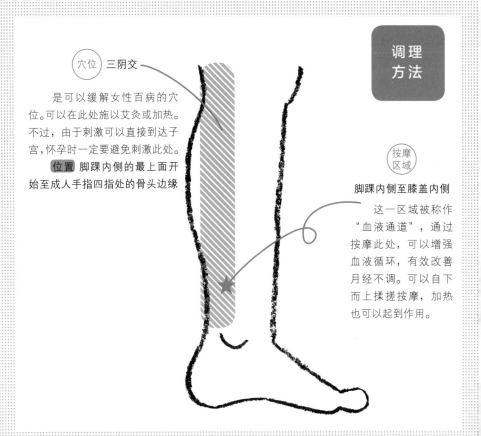

穴位 三阴交

是可以缓解女性百病的穴位。可以在此处施以艾灸或加热。不过，由于刺激可以直接到达子宫，怀孕时一定要避免刺激此处。

位置 脚踝内侧的最上面开始至成人手指四指处的骨头边缘

调理
方法

按摩
区域

脚踝内侧至膝盖内侧

这一区域被称作"血液通道"，通过按摩此处，可以增强血液循环，有效改善月经不调。可以自下而上揉搓按摩，加热也可以起到作用。

生活
习惯

**锻炼支撑骨盆的
骨盆底肌肉群吧**

❶ 双脚分开，与肩等宽，自然站立。

❷ 一边数5秒，一边用鼻子吸气，屏住呼吸保持3秒钟。

❸ 一边数5秒，一边用口吐气。

要点： 在步骤2吸气时，想象着像是要使肛门和尿道口向肚脐部提升一样，并要屏住呼吸保持状态直至3秒结束。

可以在厕所进行！
简单应对尿失禁

对于有产后尿失禁、疝气、子宫脱垂等烦恼的女性，建议您尝试在排尿时有意识地进行排尿中止训练。通过反复进行这一练习，可以锻炼骨盆底肌肉群，改善尿失禁状况。

妈妈的烦恼4：浮肿

一到傍晚脚就肿了，
有没有可以消肿的好方法？

变身为可以把多余水分顺利排出的体质吧！

中医认为，浮肿是由于体内积存了过多的水分而引起的。也许有人会认为，如果水分太多的话，减少水分摄入就可以了，但实际情况并非如此，过度限制水分摄入会有导致身体脱水的危险。想要治疗浮肿，重要的应该是要让水分保持良好循环，让身体成为可以顺利排出多余水分的体质。

按摩"丰隆"穴对此有很好的效果。用拇指按摩膝盖和脚踝正中间、小腿肚外侧区域，力度控制在稍感疼痛且舒服即可。一边按摩穴位，一边按摩脚踝至膝盖内侧区域，效果会更好。

请注意，进行腿部按摩时一定要从脚开始向身体中心按，也就是说，要随着静脉和淋巴的流动方向，朝向心脏方向按摩。这样可以促进血液循环，提升按摩效果。

另外，摄入红豆汁等有良好利尿作用的食材，也可以有效缓解浮肿症状。在中医中，红豆汁作为中草药具有悠久的历史。红豆煮过后的汁不丢掉，可以作为代茶饮。另外，还可以食用有良好辅助排水效果的黄瓜、苦瓜等瓜类食材。

腿部的水分循环变得通畅的话，还可以改善脚部的寒症。

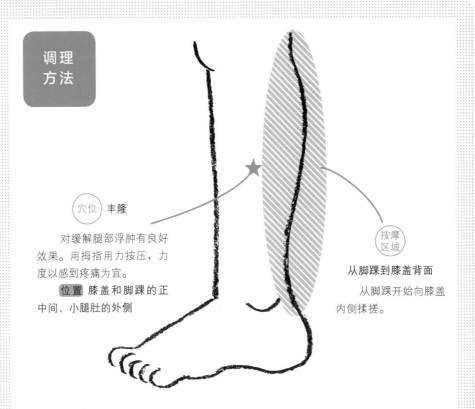

**调理
方法**

穴位 丰隆

对缓解腿部浮肿有良好
效果。用拇指用力按压，力
度以感到疼痛为宜。

位置 膝盖和脚踝的正
中间、小腿肚的外侧

**按摩
区域**

从脚踝到膝盖背面

从脚踝开始向膝盖
内侧揉搓。

**生活
习惯**　可以坐着进行的
腿部运动

在办公室工作，上班时长时间坐着
的女性可以经常进行这一运动。

① 脚后跟着地，脚尖上扬。

② 脚尖着地，脚后跟上扬。

③ 动作可以反复进行。

饮食　利用煮红豆水
提高利尿效果

以一天一杯为宜，可以添加
红糖等，使之更可口。

① 清洗红豆，放入锅中，加
　 入适量水放置一晚。

② 煮约 30 分钟。中途除去泡
　 沫，除去豆子，大功告成。

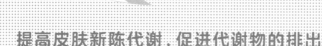

妈妈的烦恼 **5**：皮肤

产后皮肤迅速老化，
去除暗沉，恢复光泽！

提高皮肤新陈代谢，促进代谢物的排出

孕期由于受到体内激素变化的影响，皮肤上容易出现斑点、雀斑等。产后由于要照顾宝宝，难得有时间和精力好好护理皮肤，加之，随着年龄增长，皮肤水分流失，也会导致皱纹出现和皮肤松弛的情况。体内水分运行不畅，皮肤新陈代谢减缓，就会加速皮肤的老化。

这时就要**按摩可以提升皮肤代谢物排出功能的"曲池"穴**。

"曲池"穴位于胳膊肘弯曲时形成的横纹的延长线上，按压时会感觉钝痛的地方就是"曲池"穴。按压时的力度以稍有痛感且感觉舒服的程度为宜。

用手指肚儿轻轻按压全脸部，如眼周、颧骨、太阳穴等部位，也会让人感觉心情舒畅，对舒缓脸部皮肤有良好的效果。

按压时请切记一并进行头部按摩。因为脸部和头部皮肤相连，脸部皮肤出现问题时，头皮往往也会紧绷，所以请用双手抱住头部，揉搓感觉紧绷的部位，使心情舒畅起来吧。

另外，针对皮肤粗糙的问题，向您推荐薏仁茶。自古就有"薏仁可以令皮肤光滑"的说法，薏仁对面部斑点、雀斑、特异反应性皮炎的改善都有良好效果。

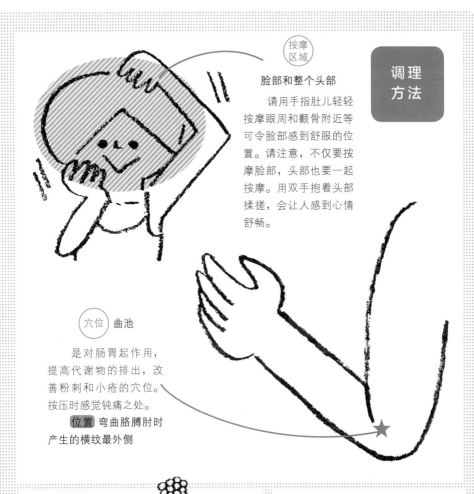

按摩 区域

脸部和整个头部

请用手指肚儿轻轻按摩眼周和颧骨附近等可令脸部感到舒服的位置。请注意，不仅要按摩脸部，头部也要一起按摩。用双手抱着头部揉搓，会让人感到心情舒畅。

调理 方法

穴位 曲池

是对肠胃起作用，提高代谢物的排出，改善粉刺和小疮的穴位。按压时感觉钝痛之处。

位置 弯曲胳膊肘时产生的横纹最外侧

生活 习惯

用梳子和牙签灸按摩头皮

您可以用梳子轻轻敲打头皮，或者使用牙签灸（参见 P37）以感到舒服的力度嗵嗵嗵地敲打头皮。可以促进头部的血液循环，改善面色。

饮食

利用薏仁茶改善皮肤粗糙

一般认为，薏仁对色斑、雀斑、皮肤粗糙、特异反应性皮炎的改善有良好效果。建议您到中药店买粉末状或药片状的薏仁。

产后，肚子和腰腹部的赘肉
怎么也甩不掉！

关键在于要首先好好矫正由于生产而张开的骨盆

把因为生产而张开的骨盆复原的最好时机是"月经前"和"怀孕初期至产后一周"这段时间，这期间，体内会分泌有松弛关节作用的激素——耻骨松弛激素。如果在此期间不好好矫正骨盆的话，骨盆就会一直保持张开的状态，从而产生各种各样的不良影响，如，因加大支撑骨盆的肌肉和关节的负担而引起腰痛。另外，有些脏器有可能进入到开放的骨盆中，下腹部也变得容易堆积脂肪。产后好好矫正骨盆，就会为其后的产后恢复打好基础，提升产后恢复的效率和效果。

但是，即使产后没能够很好地矫正骨盆，也不要灰心，可以根据自身体质和身体状况的变化，摸索适合自己的产后恢复方法。

这里向您推荐的是，**有意识地注意坐姿**的训练方法。右页中有详细介绍，请一定尝试一下。如果能坚持这种坐姿的话，下腹部和臀部的肌肉就可以逐渐变得紧绷，从而达到防止臀部下垂的效果。

由于带孩子的时候很少有运动时间，所以向您推荐把育儿当作运动加以利用的方法。这样，即便是抱着宝宝做家务，也可以成为很好的运动。

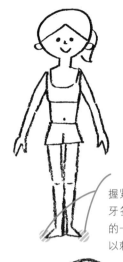

調理
方法

按摩
区域

脚趾尖

可以用手指按压、握紧、揉搓。还可以用牙签灸（参见 P37）尖的一侧嗵嗵嗵地敲击加以刺激。

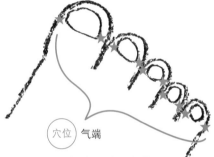

穴位　气端

是可以提高新陈代谢的穴位。可以用手指按压、握紧，还可以用牙签灸（参见 P37）尖的一侧嗵嗵嗵地敲击刺激。

生活
习惯

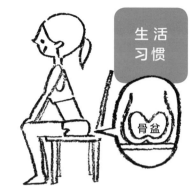

骨盆

就座的时候有意识地注意坐骨

通过有意识地注意臀部下面突出的骨头，也就是坐骨，可以绷紧下腹部和臀部肌肉。

❶ 检查坐骨的位置。在就坐的状态下把手放到臀部下面，在大腿根部附近的骨头就是坐骨。

❷ 找到坐骨的位置后，先站起来，一边用双手触摸坐骨，一边有意识地注意让坐骨接触到椅子上再就坐。背部肌肉自然伸展，肚脐向前突出，这个姿势可以锻炼腹部和臀部肌肉。

耳朵是另一个人体？

观察一下耳朵，有没有注意到从侧面看耳朵就像胎儿头朝下蹲伏着的姿势？一般认为耳朵也映射了人的身体状态。因此，通过刺激耳朵上对应身体部分的穴位，可以改善体质。按压右面图中三个穴位对减肥有很好的效果。

饥点

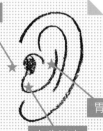

胃

内分泌点

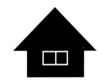

高桥家的育儿经❺

不惧自然的衰老，
并要优雅地老去

　　随着年龄一岁岁增长，手上、脸上皱纹越来越多，白头发也逐渐星星点点地长出，我们会真切感到自己越来越像自己的妈妈了。

　　常会觉得年轻人的活跃光彩夺目，看到汽车、地铁的车厢内垂挂的广告上"抗衰老""美魔女"之类的广告词，也许会感到"哎？我的时代已经结束了吗？"

　　但是，真的已经结束了吗？的确，中医认为，女性的身体状态在 28 岁左右达到顶峰，之后，就会开始慢慢衰退。但这绝不意味着作为女性一生的光彩就这么结束了。

　　生活一天天地继续，我们周到细致地积累着生活，同时，皱纹、白发，以及气质、身材也都在悄悄地发生着变化。如果能够从容地接受自己的这些变化，应该就是我们常说的"优雅地老去"吧。

各种中医调理法
帮助我们
轻松育儿

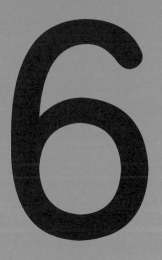

推荐给现代妈妈们

中医和西医的不同应用方法

　　除非有特殊情况，一般来说，现在的妈妈们生完宝宝后，就会马上依照西医的要求进行各种预防接种、体检、用药等。这当然是不可避免的，但是如果心中只有西医的话，就会像"打地鼠"（一种游戏）一样，每当身体出现状况，就得相应地消灭这种疾病的成因；如果我们懂得一些中医知识的话，就可以在平时帮助孩子调理身体，把孩子的身体培养成不易生病的体质。

　　希望家长们都能充分了解西医和中医的优缺点，根据孩子的身体状况进行区别应用，或者根据必要结合应用，找到最适合的治疗、保健方式，增加亲子间的互动，让我们和孩子一起在身体上和心理上都能健康快乐。

中医擅长之处	西医擅长之处
● 根据身体状况，调整全身的平衡	● 对病因明确的疾病进行对症治疗
● 改善体质，预防疾病	● 针对受伤等需要立刻救治的问题进行治疗
● 改善不明原因的不适	● 治疗病人希望症状立刻得到缓解的疾病
● 进行副作用较少的治疗	● 针对有特定症状的部位进行有针对性的治疗
● 起效慢但作用缓和	● 具有即效性的治疗

 中医和西医治疗方法结合使用时，请一定告知医生。

不可不知的
中医用语

很多人认为中医的用语晦涩难懂，因而产生畏惧心理。那就首先试着理解一下这一页中出现的中医用语吧。

※ 此处仅写了简单的概念，感兴趣的读者可以进一步查阅专业书籍。

阴和阳

P38-39

中医认为世间万物都可分为"阴"和"阳"。双方具有对立性质，又相互依存，保持着平衡。

阴之物	女性、月亮、寒凉、夜晚、内
阳之物	男性、太阳、温热、白天、外

五脏六腑

中医认为人的内脏由肝、心、脾、肺、肾等五脏和胆、小肠、胃、大肠、膀胱、三焦等六腑所构成。各自都像网络一样相连，保持着平衡的同时维持着健康。

※ 三焦是指与消化、吸收或大小便等相关的脏器。

气、血、水

P16-17

是维持人身体所必需的三种能量要素。"气"是生命之源；"血"为身体各个部分输送营养、安定心脏；"水"滋润身体。中医调养的目的就是保持这三者的平衡。

穴位

作为气血通道的经络分开、合流时遍布在身体表面的重要的点，正式名称为"经穴"，一般称为"穴位"。人的身体上有数百个穴位。

未病

这是中医所使用的说法，表示"尚未生病"的状态，意即虽然还没有生病，但是已经处于将要生病的不舒服状态，有时候有自觉症状，有时候没有。中医调养的目的是在未病阶段进行调理，使之不发展到生病阶段。

养生

就是重新审视饮食、睡眠、运动等日常的生活，培育旺盛的生命力。中医认为，养生对养成不易生病的体质极为重要。

一看就懂
穴位汇总
示意图

该图为本书中出现的穴位一览。首先尝试记住一两个宝宝和妈妈必须要知道的穴位，开始进行调理吧。穴位位置把握不好的时候，可以按摩或加热大致的区域。

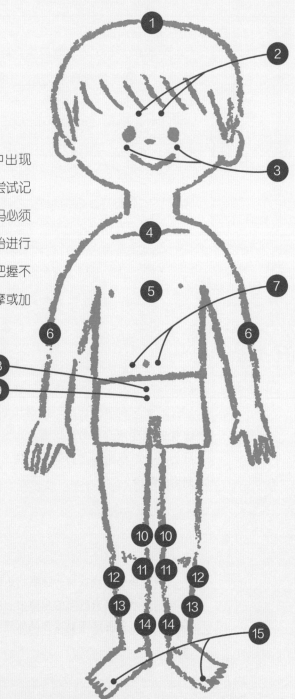

序号	穴位名称	位置	刊载页数	主要效果
1	百会	两耳尖环头顶的连线和面部纵向正中线的交会处	P15 P37 P66	缓解"气虚"型体质者的压力
2	攒竹	眉头稍凹陷处	P70	缓解视力疲劳
3	巨髎	眼球所在的垂直线和鼻翼下的线相交处	P78	缓解咳嗽、流鼻涕等症状
4	天突	左右锁骨之间凹陷的部分	P77	缓解咳嗽、流鼻涕等症状
5	鸠尾	胸骨之下，胸部中央的凹下处	P63	改善睡眠质量
6	曲池	肘关节弯曲时的那条横着的皱纹的最外侧	P84 P103	消除肌肤炎症，提高免疫力
7	天枢	肚脐左右两侧三指之处	P63	改善睡眠质量
8	关元	肚脐开始往下四指处	P45	调整全身状况
9	中极	身体正中间的线上，耻骨往上宝宝拇指的一指处	P86	改善尿床现象
10	血海	髌骨的内侧，从最上端开始往上宝宝的三指处	P21	针对"血瘀"型体质进行调理
11	阴陵泉	膝盖下面内侧的骨头弯曲时变细处	P25	针对"水滞"型体质进行调理
12	足三里	膝盖外侧凹陷处往下，宝宝手指的四指处	P64 P80	促进食欲平衡，改善胃肠功能
13	丰隆	膝盖和脚踝的正中央、小腿肚的外侧	P101	消除腿部浮肿
14	三阴交	从脚踝内侧最上面部分开始往上，宝宝手指四指处的骨头边缘	P19 P99	改善血液循环，让身体变暖和
15	太冲	大脚趾和二脚趾骨骼交会处	P17 P95	可以平静急躁或兴奋的心情

序号	穴位名称	位置	刊载页数	主要效果
16	大椎	脖子前倾时，突出的那块骨头下面的凹陷处	P82	预防感冒，解热
17	身柱	沿着颈部骨头突出部往下数第三个凸起处的下方	P63	改善睡眠质量
18	膏肓	肩胛骨的两侧	P63	改善睡眠质量
19	命门	肚脐的正后方	P23	对"阴虚"型体质进行调理
20	劳宫	手掌正中间	P34 P97	消除疲劳、缓解压力、改善睡眠质量
21	内关	手腕根部朝着肘部的方向向下，宝宝手指的三指处	P88	缓解晕车、晕船等晕动病症状，缓解胸闷失眠症状
22	气端	脚趾前端，指甲根部两侧	P105	加快新陈代谢，镇痉舒筋
23	涌泉	脚趾向内弯曲时，脚掌的凹陷处	P35 P69	缓解全身疲劳，改善寒症和浮肿
24	足心	脚底正中央的凹陷处	P63	改善睡眠质量
25	失眠	脚跟隆起处的中心处	P61	改善睡眠质量

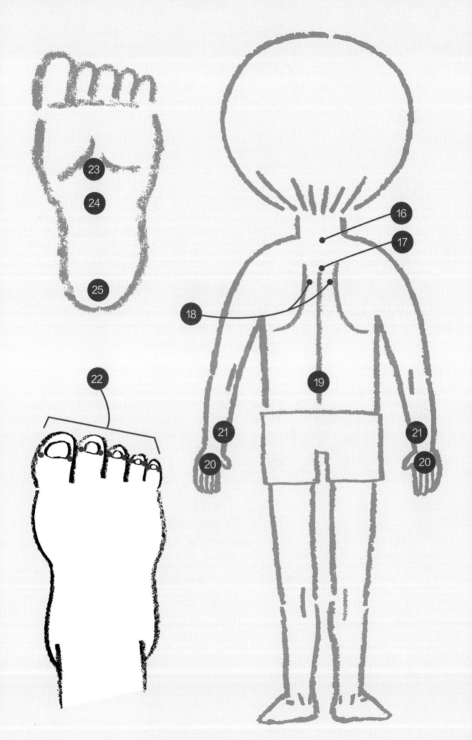

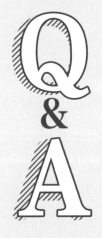

一定要知道！
中医育儿

很多新手妈妈在育儿生活中都希望能够活用中医方法，但是开始尝试时总会有很多不懂的地方。这里就来回答妈妈们的一些常见疑问。

通常的中医治疗，要持续多久才能见效呢？

A 中医治疗与通过用药物和手术治愈疾病的西医治疗不同，需要经过一段时间才能看到效果。但是，由于治疗方式缓和，多从改善体质入手，因此身体所承受的负担也较小，可以把身体养成不易生病的体质。如果已确诊、已出现症状、需要紧急救治的话，一定要及时就诊西医；如果虽然还不用去医院，但想在未病时采取些处理措施的话，就可以利用中医疗法。所以，首先要做的就是好好观察宝宝，判断他需要采取哪种诊疗方式。

宝宝身体的穴位不好找，有没有什么窍门？

A 宝宝的身体很小，有别于成人。感觉找不准穴位时可以尝试在穴位所在的区域内进行调理。在调理过程中就会渐渐明白"按这里感觉很舒服……""按这里好疼呀……"等感觉。之后可以从大的面（手掌）到手指（食指），进而逐渐找到穴位的准确位置。找准穴位进行调理的话，宝宝一定会重现笑容。不必害怕，请首先从抚触开始尝试吧。

3岁的宝宝一不如自己所愿，立刻就发脾气，不知道怎么办才好。前两天在超市，因为没有给他买想要的东西，就大吵大闹了。

 一定是一个明确知道自己想要什么的宝宝吧。不妨先问问他想要什么。然后说："是吗？原来想要说这个呀……"一边重复宝宝的话，一边轻轻拍打宝宝的后背（参见P60）。之后，可以一边抚摸宝宝的头（参见P60），一边聊一聊为什么今天不买。不要说"这个孩子不听话！""太忙了，没空做这个！""还是买给他比较轻松……"之类的话，首先把购物篮放下，跟孩子保持平视再来聊天吧。通常孩子会因为妈妈倾听了自己的要求，情绪变得平静。

  小学一年级的女儿在远足、报告会、运动会等前一天就会紧张，屡次在重要活动当天出现身体不适。有没有什么好的应对方法？

 您的女儿可以想象将来可能发生的各种各样的事情啊。成人也会在重要活动前紧张，不是吗？首先请理解您女儿的心情，"因为是第一次，所以心咚咚直跳吧……""连妈妈也会这样哦……"一紧张，交感神经就会兴奋，可以从上至下轻轻抚摸几次孩子的后背到腰部区域。同时尝试让她换个角度想问题："将来的事还没确定呢，想象一下好的情况吧！"并明确告诉她"不管发生什么事妈妈都爱你"。一旦明白无论发生什么事妈妈都是自己的朋友，这对宝宝来说可是一股能够支撑自己的巨大力量。

轻松尝试
制作育儿小工具

在日常生活中，妈妈们不必特意准备，利用身边现有的物品就可以制成实用的小工具，给孩子进行中医调理。首先尝试一下，来发现适合自己的调理方法吧。

汤匙

匙灸（参见 P44）

用 50℃ 左右的热水加热汤匙，再冷却至适宜温度，放在想加热的部位。

脸盆

泡脚（参见 P46）

放入 40℃ ~ 41℃ 的热水至脚踝处，把脚放入热水。对治疗感冒有效。

矿泉水瓶

矿泉水瓶暖水袋（参见 P40）

请在热饮专用的矿泉水瓶中倒入 40℃ ~ 42℃ 的热水，用毛巾包裹好后，在身体上来回滚动。

嫩豆腐

豆腐贴（参见 P83）

将嫩豆腐和面粉混合，再用保鲜膜和毛巾包裹去除水分，放置在额头，可以帮助退烧。

魔芋

魔芋贴（参见 P42）

把魔芋隔水煮 10 ~ 15 分钟，用毛巾包好，放在想加热的身体部位。还可以在寒冷的夜晚放在腹部等处。

其他

红豆暖宝宝

在日杂店买的荷包中放入红豆，再包裹上毛巾，放入微波炉加热 2 分钟（根据红豆的量调整加热时间，注意不要烫伤），就变成了能给身体温和加热的暖宝宝。红豆暖宝宝可在微波炉中加热反复使用。

偶尔也让宝宝这么做
给自己捶捶疲劳的肩膀吧！

本书的大部分内容都是在介绍妈妈如何护理宝宝，妈妈在每天的劳作中累积了很多疲劳，不妨跟宝宝一起，一边唱歌一边让宝宝帮忙捶捶肩吧。

喂喂
乌龟先生
乌龟

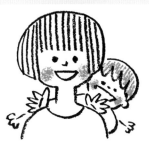

让宝宝张开手掌，给妈妈反复拍打肩头

在世界上
再没有谁
像你一样

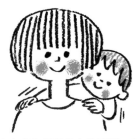

请妈妈放松手臂，让宝宝为妈妈从肩膀到手，揉搓按摩

走路走得
这么慢的啦

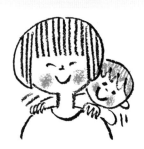

让宝宝为妈妈揉揉肩膀

你为什么
走得
那么慢呀

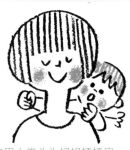

让宝宝用小拳头为妈妈捶捶肩

结语

　　非常感谢您读完了这本书。希望在您摸索尝试育儿的过程中，在您感到困惑或不安的时候，本书中的内容能给您提供有益的帮助，为您带来些许轻松。

　　在孩子突然发起高烧看起来痛苦不堪的时候、因为肚子痛而抽泣的时候、不能食欲旺盛地吃早饭的时候……作为妈妈，我们免不了会由于过度担心而身心俱疲。遇到这样的难关，妈妈们是不是都会想过要和谁倾诉一下呢？

　　如果您也有这样的状态，那就请您深呼吸，然后仔细观察孩子吧，一定会明白孩子现在最需要什么。

　　因为对孩子来说，妈妈就是可以帮助自己消除疼痛和不安、让自己身心恢复活力的"魔术师"。

　　最后，请允许我向给予本书出版机会的日东书院镝木香绪里小姐、一直坚持着将本书制作完成的现役妈妈编辑组 machitoko 的石塚由香子小姐、中村杏子小姐、渡边裕希子小姐，以及我的家人表示衷心的感谢。